தொடுசிகிச்சை கற்போம்

● அக்கு ஹீலர். **அ. உமர் பாரூக்**

எதிர் வெளியீடு

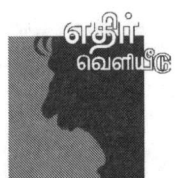

தொடுசிகிச்சை கற்போம்

அக்கு ஹீலர் அ. உமர் பாரூக்

எதிர் வெளியீடு முதல் பதிப்பு: ஜூன் 2016
நான்காம் பதிப்பு: ஜூலை 2023

எதிர் வெளியீடு,
96, நியூ ஸ்கீம் ரோடு, பொள்ளாச்சி - 642 002
தொலைபேசி: 04259 - 226012, 99425 11302

விலை: ரூ. 120

Thodusigichai KaRpom
Acu Healer A. Umar Farook

Copyright © Acu Healer A. Umar Farook

Ethir Veliyeedu First Edition: June 2016
Fourth Edition: July 2023

Published by
Ethir Veliyeedu, 96, New Scheme Road, Pollachi - 2
email: ethirveliyedu@gmail.com
www.ethirveliyeedu.com

ISBN: 978-93-84646-70-7
Printed at Jothy Enterprises, Chennai.

All rights reserved. No part of this book may be reprinted or reproduced or utilised in any form or by any electronic, mechanical or other means, now known or hereafter invented, including photocopying and recording, or in any information storage or retrieval system, without permission in writing from the Publisher.

முன்னுரையாக ...

கம்பம் அகாடமி ஆஃப் அக்குபங்சர் என்ற மருத்துவக் கல்வி நிறுவனத்தை நாங்கள் 2004 ஆம் ஆண்டு தேனி மாவட்டத்தில் தொடங்கினோம். முதலாம் ஆண்டு அக்குபங்சர் பயிற்சி வகுப்பை நாங்கள் தொடங்கியபோது, தனியார் பயிற்சியான அதில் ஐந்து மாணவர்கள் மட்டும்தான் இருந்தனர்.

இப்போது கம்பம் அகாடமியின் பத்தாம் ஆண்டு. நான்கு பலகலைக்கழகங்களோடு நாங்கள் நடத்தும் பயிற்சியில் தமிழகம் எங்கும் முந்நூறுக்கும் மேற்பட்ட மாணவர்கள் பயின்று வருகின்றனர். எட்டு பயிற்சி மையங்களோடு ஆயிரத்திற்கும் மேற்பட்ட அக்குபங்சர் ஹீலர்களை உருவாக்கிய அனுபவத்தோடு நிற்கிறது கம்பம் அகாடமி.

பயிற்சியின் மூலம் மருத்துவர்களை மட்டுமே உருவாக்கிக் கொண்டிருந்த எங்களுக்கு இந்திய அக்குபங்சரின் தந்தை டாக்டர் ஃபஸ்லுர் ரஹ்மான் அவர்கள் மூலமாகத் தொடங்கியது அடுத்த கட்ட வேலை. அது தான் பொது மக்கள் பயிற்சி.

இன்று வணிகமயமாக மாறியிருக்கும் ஆங்கில மருத்துவத்தின் தொடக்க காலம் எப்படி இருந்தது? அது தொடங்கும்போதே வணிக நோக்கம் இருந்ததா? எந்த ஒரு மருத்துவத்தின் தொடக்கமும் அப்படி வணிக நோக்கத்தோடு இருந்ததில்லை. மக்கள் நலனை முன்னிறுத்தித் தொடங்கிய ஆங்கில மருத்துவம் பிற்காலத்தில் மிகப்பெரிய வணிக நிறுவனமாக மாறிவிட்டது.

வித விதமான மனிதர்கள் மருத்துவத்திற்குள் வரும்போது ஒரு கட்டத்தில் வணிகமயமாவது தவிர்க்க முடியாத நிகழ்வாகிப் போகும் அபாயம் உண்டு. இப்போது மரபுவழி அறிவியலை முன்னிறுத்தி நோய் நீக்கும் பணியில் தம்மை ஈடுபடுத்திக் கொள்ளும் அக்குபங்சர் மருத்துவர்கள் பின்னொரு காலத்தில் ஆங்கில மருத்துவர்களைப் போல வணிகமயமாகிப் போகும் அபாயமும் உண்டு. இப்படி நடந்தே தீர வேண்டுமென்பதில்லை. ஆனால், நடந்துவிடக் கூடும்.

அப்படி, மருத்துவம் வியாபாரமாக மாறிவிடும் போது - அதே மருத்துவத்தின் ரகசியங்களை பொது மக்களும் தெரிந்து வைத்திருந்தால் என்ன ஆகும்? மருத்துவர்கள் எந்தக் காலத்திலும் வியாபாரிகளாக மாறவே முடியாது. இந்த எண்ணத்தின் அடிப்படையில் உருவானதுதான் அக்குபங்சரை எளிமையான முறையில் பொதுமக்களுக்குக் கற்றுத் தரும் பயிற்சி.

பொதுமக்களுக்கான நேரடிப்பயிற்சிகளை அகாடமி ஒரு புறம் நடத்திக் கொண்டிருக்க, அதன் இன்னொரு பகுதியாக - உடலின், மருத்துவத்தின் மரபுவழி ரகசியங்களை பொதுமக்களோடு பகிர்ந்து கொள்ளும் நூல்கள் வெளியிடப்படுகின்றன.

அக்கு ஹீலர் அ. உமர் பாரூக்
healerumar@gmail.com

கல்வியின் மேல்நிலையை எட்டத் தங்கள் கற்பிக்கும் ஆற்றலால்
கல்விப்பணி ஆற்றிக் கொண்டிருக்கும் என் மரியாதைக்குரிய
கம்பம் ஏல விவசாயிகள்
ஐக்கிய மேல்நிலைப் பள்ளியின் ஆசிரியர்கள்
உயர்திரு. **பாலச்சந்திரன்** மேனாள் தலைமையாசிரியர்
உயர்திரு. **முகமது சலீம்** தலைமையாசிரியர்
உயர்திரு. **வை.குமரவேல்** மேனாள் தமிழாசிரியர்
உயர்திரு. **சி.சையது அப்தாகிர்** விலங்கியல் ஆசிரியர்
உயர்திரு. **அப்துல் சமது** வேதியியல் ஆசிரியர்
உயர்திரு. **முத்துக்குமார்** இயற்பியல் ஆசிரியர்
உயர்திரு. **முத்துக்கோனேரி** இயற்பியல் ஆசிரியர்
உயர்திரு. **தில்லை ராஜன்**
ஆகியோருக்கு இந்நூல் அன்பு பரிசளிப்பாக...!

1
நுழைவுத் தேர்வு

ஒரு எல்.கே.ஜி சேர்க்கைக்கே நுழைவுத்தேர்வு இருக்கும் போது, சுயமாகக் கற்று வீட்டுக்கே மருத்துவராகப் போகும் உங்களுக்குத் தேர்வு இல்லாமலா?

இங்கே உங்களுக்கு இரண்டு தேர்வுகள் இருக்கின்றன.

தேர்வு-இரண்டு: ஒரு பிறந்த குழந்தையின் மென்மையான தோலை அழுத்தாமல் உங்களால் தொட முடியுமா? "முடியும்" என்றால் இந்நூலின் வழியாக நீங்கள் கற்கவிருக்கும் தொடு சிகிச்சையை உங்களால் வெற்றிகரமாகச் செய்ய முடியும்.

இரண்டு தேர்வுகளிலும் நீங்கள் வெற்றியடைந்து விட்டீர்கள்.

ஒன்றாம் தேர்வைத் தேட வேண்டாம். நீங்கள் எப்போது "தொடு சிகிச்சை" என்ற தலைப்பைப் பார்த்தும் "தொட்டால் சரியாகுமா?" என்ற சந்தேகத்தைக் கடந்து முதல் பக்கத்திற்கு வந்து விட்டீர்களோ அப்போதே முதல் தேர்வில் வெற்றிபெற்று விட்டீர்கள்.

இனி நீங்கள் செய்ய வேண்டியது ஒன்றே ஒன்றுதான்.

இந்த நூலை வாசித்து முடித்தவுடன் "சிகிச்சை என்பது இவ்வளவு சுலபமானதா?" என்று கேட்கத் தொடங்கும் உங்கள் உள் விமரிசகரை ஒரு ஓரமாக ஒதுக்கி வைத்துவிட்டு உடனடியாக இம்மருத்துவ முறையைப் பின்பற்றி சிகிச்சையில் இறங்குங்கள்.

“மருத்துவம் என்பது எளிமையானதாக இருக்க வேண்டும்; ஏனெனில் இயற்கையின் சிருஷ்டிகள் மிகவும் எளிமையானவை” என்றார் மலர் மருத்துவத்தைக் கண்டுபிடித்த டாக்டர். எட்வர்ட் பாட்ச். தொடு சிகிச்சையில் மருத்துவம் என்பது மிகவும் எளிமையானது தான். எனவே உடனடியாக சிகிச்சையைத் தொடங்குங்கள். சிகிச்சையின் பலனை நீங்கள் நேரடியாக உணர்ந்த பின் உங்கள் சிந்தனைக்கு வழி விடுங்கள். இயற்கை உங்களுக்கு பதிலளிக்கும்.

எல்லா மருத்துவ முறைகளும் “மருத்துவரின் ஆலோசனை யின்றி இம்மருத்துவ முறையைப் பின்பற்ற வேண்டாம்” என்றே கூறுவது வழக்கம்.

ஆனால் தொடு சிகிச்சை என்ற அக்குபங்சரைப் பொறுத்தவரை நீங்கள் கற்றுக்கொள்ளும் இந்த எளிய மருத்துவத்தைக் கடைப்பிடிப்பது அவசியம். அதுவே நீங்களும் உங்கள் சுற்றத்தாரும் உடல்நலத்தை மீட்டெடுக்கும் நல்வழியாகும். மருந்து மருத்துவங்களை இப்படி பின்பற்றுவதால் விரும்பத்தகாத விளைவுகள் ஏற்படும் வாய்ப்பு இருக்கிறது. ஆனால் மருந்துகளே இல்லாத அக்குபங்சர் சிகிச்சையைப் பயன்படுத்துவதால் எவ்வித விரும்பத்தகாத விளைவுகளும் ஏற்படாது.

நீங்கள் தவறான அக்குபங்சர் புள்ளியைத் தேர்வு செய்து சிகிச்சையளித்தாலும் கூட எதற்காக சிகிச்சையளித்தீர்களோ அந்த தொந்தரவு குணமாகாமல் போகுமே தவிர தேவையற்ற விளைவுகளை அக்குபங்சர் சிகிச்சை உருவாக்காது.

எந்த ஒரு செயலுக்கும் ஆணி வேராக இருப்பது எண்ணம் தான். நாம் காலை வீட்டிலிருந்து கிளம்பி எங்கே போகப்போகிறோம் என்ற மிகச் சிறிய எண்ணத்திலிருந்துதான் நம் செயல் தொடங்குகிறது. இப்போதே முடிவு செய்யுங்கள். எளிமையான ஒரு மருத்துவத்தைக் கற்கத் தயாரா?

சரி... வாருங்கள்...

தொடு சிகிச்சை என்றால் என்ன? அந்தப் புள்ளிகள் எங்கெங்கு அமைந்திருக்கின்றன? எவ்விதமான தொந்தரவுகளுக்கெல்லாம் சிகிச்சையளிக்க முடியும்? எவ்வாறு சிகிச்சையளிப்பது? போன்ற கேள்விகளுக்கு பதில் தேடி புறப்படுவோமா?

2

தொடு சிகிச்சையா? அப்படியென்றால் வெறும் தொடுதல் மூலம் சிகிச்சையளிக்கும் முறையா? மருத்துவத்தில் இது ரொம்பப் புதுசா இருக்கே? என்றெல்லாம் தோன்றுவது நியாயமானது தான். நாம் அறிந்து வந்திருக்கிற மருத்துவ அறிவிற்குச் சற்றும் பொருந்தாத இந்த விஷயம் இப்படியான கேள்விகளை ஏற்படுத்தத்தான் செய்யும். ஆனால் உண்மை என்னவென்றால் இம்மருத்துவமுறை மிகவும் பழமையானது.

சீனாவில் 8000 ஆண்டுகளுக்கு முன்பு பயன்படுத்தப்பட்டு வந்த மருத்துவமுறை தான் -அக்குபங்சர். மனித உடல் முழுவதும் அமைந்துள்ள அக்குபங்சர் புள்ளிகளைத் தூண்டுவது தான் இம்மருத்துவத்தின் அடிப்படை. இந்த மருத்துவத்தின் சிகிச்சை யளிக்கும் முறைகள் இரண்டு வகை. ஒன்று ஊசியால் தொட்டுத் தூண்டுவது. இன்னொன்று -விரலால் தொட்டுத் தூண்டுவது.

அக்குபங்சர் புள்ளிகளை வெறுமனே தொட்டுத் தூண்டுவதால் நோய் குணமாகி விடுமா? என்பதை பின்வரும் பக்கங்களில் அறியலாம். அதற்கு முன்பாக அக்குபங்சர் என்ற மருத்துவத்தின் வரலாற்றைக் கொஞ்சம் பார்க்கலாம்.

அக்குபங்சர் மருத்துவம் நம் நாட்டின் சித்த மருத்துவம் போல. சீனாவில் பிறந்த இம்மருத்துவம் தோன்றிய காலம் திட்டவட்டமாக அறியப்படவில்லை. சுமார் 8000 ஆண்டுகளுக்கு முன்பாகவே சீன மக்களிடத்தில் இம்மருத்துவ முறை பயன்படுத்தப்பட்டிருக்கலாம் என்பது மருத்துவ ஆய்வாளர்களின் நம்பிக்கை. எழுதப்பட்ட வரலாற்றின்படி அக்குபங்சரின் மூல நூல்

இன்றிலிருந்து சுமார் 4600 ஆண்டுகளுக்கு முற்பட்டது. சுடப்பட்ட மண் ஓடுகளில் பல ஆயிரக்கணக்கான பக்கங்களில் கண்டுபிடிக்கப் பட்ட "நெய்ஜிங்" என்ற மூலநூல் சீனாவில் ஒரு அரசனான ஹூ வாங்டி என்பவரால் தொகுக்கப்பட்டது.

பழமையான சீன வரலாற்றில் வாழ்ந்த பல்வேறு வகையான இனக்குழுக்களால் அக்குபங்சர் மருத்துவம் வாழ்க்கை முறையாக கடைப்பிடிக்கப்பட்டு வந்த ஆதாரங்கள் சீன தொல்பொருள் ஆய்வாளர்களால் கண்டுபிடிக்கப்பட்டுள்ளன.

தமிழ்நாட்டிலும் எங்கு திரும்பினாலும் தொன்மையான வரலாறுகள் வாய்மொழி வழக்காறுகளாக பேசப்பட்டு வருவதால் நமக்கு வரலாறு என்றாலே கொஞ்சம் போரடிக்கத்தான் செய்யும். அப்படி பழக்கப்பட்டிருக்கிறோம். ஆயிரக்கணக்கான நூல்களில் ஆராய்ந்து எழுதப்பட்ட சீனாவின் தொன்மையான வரலாறு இப்போதைக்கு போதும். நவீன காலத்திற்கு வரலாம்.

1950 களில் சீனா - மக்கள் சீனமாக மாற்றப்பட்ட பிறகு அங்கு அமைந்த சோஷலிச ஆட்சி இம்மருத்துவமுறையை பரவலாக்கியது. சீனா, கொரியா, வியட்நாம், ஜப்பான் போன்ற நாடுகளில் மட்டுமே பரவியிருந்த அக்குபங்சர் சிகிச்சை முறை 1960களுக்குப் பிறகு உலக சுகாதார நிறுவனம் மூலம் உலகெங்கும் பரவத் தொடங்கியது.

1970 களில் அமெரிக்க அதிபர் நிக்ஸன் மேற்கொண்ட சீனப்பயணம் அக்குபங்சர் வரலாற்றில் திரும்பு முனையானது . நிக்ஸனுடன் சென்ற நியூயார்க் டைம்ஸ் பத்திரிகையாளர் ஜேம்ஸ் ரஸ்டன் தீவிர குடல்வால் அழற்சி நோயால் அவதிப்பட்டார். அவருக்கு சீன முறைப்படி அக்குபங்சர் மருத்துவம் அளிக்கப்பட்டது. அன்றிலிருந்து அவர் நாடு திரும்பிய பின்பும் அந்தத் தொந்தரவு மறுபடி வரவில்லை. பலவிதமான மருந்துகள் உட்கொண்டும், அறுவை சிகிச்சை பரிந்துரைக்கப்பட்டும் தீராத தன்னுடைய நோய் ஒரே ஒரு ஊசித் தூண்டலில் குணமடைந்தததைக் கண்ட ரஸ்டன் அக்குபங்சர் பற்றிய கட்டுரையை நியூயார்க் டைம்ஸில் எழுதினார். இப்படி உலகம் முழுக்க அக்குபங்சர் மருத்துவம் பரவத் தொடங்கியது.

பிற நாடுகளுக்கு மருந்தில்லா மருத்துவமான அக்குபங்சர் பரவியபோது புதிய குழப்பங்களும், மாற்றங்களும் அதனைப்

பின்தொடர்ந்தன. புள்ளியைத் தூண்டும் முறையில் மின்சாதனங்கள், துணை உணவுகள், மூலிகை மருத்துவம் என்ற பிற மருத்துவங்களின் முறைகள் அக்குபங்சருக்குள் கலந்தன. சீனாவின் சோசலிச அரசு அன்று வழக்கத்திலிருந்த பல மருத்துவ முறைகளை ஒன்றாக்கி "கூட்டு மருத்துவமாக" ஒரு பயிற்சியை உருவாக்கியது. அதில் பயிற்சி பெற்ற அக்குபங்சர் மருத்துவர்கள் அனைவரும் மூலிகை, ரசாயன மருந்துகள் மற்றும் புள்ளிகளைத் தூண்டும் நபர்களாக இருந்தார்கள்.

இப்படித்தான் அக்குபங்சர் என்றால் பல ஊசிகளைச் சொருகி, வலிகளுக்கு சிகிச்சை அளிக்கும் ஒரு மருத்துவ முறையாக இன்று உலக மக்களால் அறியப்படுகிறது. ஆனால் உண்மையில் அக்குபங்சர் ஒரு மருந்தில்லாத மருத்துவ முறையாகும். உடலில் அமைந்துள்ள அக்குபங்சர் புள்ளிகளில் பலவீனமடைந்துள்ள புள்ளியைக் கண்டறிந்து, அதனைத் தூண்டுவது தான் அக்குபங்சர் சிகிச்சை. பலவீனமடைந்த புள்ளியை எப்படிக் கண்டறிவது என்பதும், ஊசி இல்லாமல் வெறும் விரலால் புள்ளியை எப்படித் தூண்டுவது என்பதும் தான் நாம் கற்கப்போகிற பாடங்கள்.

இப்படி ஊசிகள் இல்லாமல் புள்ளியைத் தூண்டுவதால் நம் நாட்டில் அக்குபங்சர் மருத்துவம் தொடு சிகிச்சை என்றும் அழைக்கப்படுகிறது.

உங்களுக்கு தெரியுமா? நாம் கற்கப்போகிற தொடு சிகிச்சைக்கு இன்னொரு பெயர் இருக்கிறது. "இந்திய அக்குபங்சர்" என்ற பெயர் தான் அது.

சீனாவில் தோன்றி, காலப்போக்கில் இந்தியாவிற்குள் வந்த மருத்துவமான அக்குபங்சருக்கு எப்படி இந்திய அக்குபங்சர் என்ற பெயர் வந்தது? வினோதமான விஷயமாக இருக்கிறதே? இது அவசியமான கேள்விதான். இக்கேள்விக்கு பதிலைத் தெரிந்து கொண்டு நாம் பாடத்தைத் தொடரலாம்.

●●●

3

சீனாவில் இருந்து உலகெங்கும் பரவத்தொடங்கிய அக்குபங்சர் மருத்துவம் உலக சுகாதார நிறுவனத்தால் அங்கீகரிக்கப்பட்டது. இதில் வேடிக்கை என்னவென்றால் சித்த மருத்துவம், ஆயுர்வேதம், அக்குபங்சர் போன்ற மருத்துவங்கள் ஆயிரக்கணக்காக ஆண்டுகளாகப் பின்பற்றப்பட்டு வருகின்றன என்று உலகிற்கே தெரியும். இப்படியான பாரம்பரிய மருத்துவங்கள் எல்லாமே 1960களில் தான் உலக சுகாதார நிறுவனத்தால் அங்கீகரிக்கப்பட்டது. அதுவும் ஆங்கில மருத்துவம் அங்கீகரிக்கப்பட்டு நூறு ஆண்டுகளுக்குப் பின்பு.

உலகம் முழுவதும் உள்ள நாடுகளின் தேர்ந்தடுக்கப்பட்ட மருத்துவர்களுக்கு மாற்று மருத்துவங்கள் தொடர்பான ஒரு கருத்தரங்கை சோவியத் ரஷ்யாவில் நடத்தியது உலக சுகாதார நிறுவனம். 1962 ஆம் வருடம் நடத்தப்பட்ட உலக அளவிலான இக்கருத்தரங்கில் ஐக்கிய நாடுகள் சபையின் உறுப்பு நாடுகள் பெரும்பாலும் பங்கேற்றன. ஆனால் இந்தியாவில் இருந்து யாரும் சென்றதாகத் தெரியவில்லை. மாற்று மருத்துவர்கள் பற்றி உலகிற்கு அறிமுகப்படுத்தும் பயிற்சி வகுப்பில் இலங்கையில் இருந்து டாக்டர். ஆண்டன் ஜெயசூர்யா கலந்து கொண்டார். ஆங்கில மருத்துவரான ஆண்டன் மாற்று மருத்துவங்களின் மீது ஆர்வம் கொண்டு, ஹோமியோபதி மற்றும் அக்குபங்சர் மருத்துவங்களை இலங்கை அரசின் உதவியுடன் பின்னாட்களில் கற்றுக் கொண்டார்.

டாக்டர். ஆண்டன் தான் அறிந்த மருந்தில்லா மருத்துவ முறையான அக்குபங்சரை ஆசியா முழுவதும் கொண்டு சேர்க்க பெரும் முயற்சி எடுத்துக்கொண்டார். அவருடைய முயற்சியில்

தான் இந்தியாவிற்குள் அக்குபங்சர் வந்தது. இதில் வேடிக்கை என்னவென்றால் சீனாவும், இந்தியாவும் ஒரே ஒரு எல்லைக் கோட்டால் பிரிக்கப்படும் அண்டை நாடுகள். ஆனால் சீனாவில் இருந்து இந்தியாவிற்கு அக்குபங்சர் மருத்துவம் வந்து சேர பல்லாயிரக்கணக்கான ஆண்டுகள் தேவைப்பட்டன. சீனாவிலிருந்து அமெரிக்கா சென்று, அங்கிருந்து சோவியத் ரஷ்யா சென்று, இலங்கையைச் சேர்ந்தவரால் இந்தியாவிற்குள் வந்தது அக்குபங்சர்.

அப்படி இந்தியாவிற்குள் வந்த அக்குபங்சர் எவ்வாறு இருந்தது? ஏற்கனவே சீனாவில் பல ஊசி சிகிச்சை, மூலிகை மருந்துகள் கொடுத்தல், ஆங்கில வழி நோயறிதல் முறைகள் என்று குழம்பிப் போயிருந்த அக்குபங்சர், பல நாடுகள் கடந்த பயணத்தாலும், நவீன மருத்துவத்தின் தாக்கத்தாலும் தன்னுடைய பாரம்பரிய பயன்பாட்டு முறைகளை இழந்த மருத்துவமாக இந்தியாவிற்குள் வந்த அக்குபங்சர் இருந்தது. இந்நிலையை இந்திய அக்குபங்சரின் தந்தை என்று அழைக்கப்படும் டாக்டர் ஃபஸ்லுர் ரஹ்மான் கூறுவார் : “சீனாவில் பிறந்த அக்குபங்சர் சீனாவிலேயே செத்துவிட்டது” என்று.

1980களில் தமிழகத்தில் அக்குபங்சர் ஒரு வலி நீக்கும் சிகிச்சை முறையாக அறியப்பட்டிருந்தது. ஆங்கில மருத்துவர்களில் சிலர் அக்குபங்சர் மருத்துவத்தைக் கற்று, வலி நீக்கும் சிகிச்சையில் பயன்படுத்தி வந்தனர். அக்குபங்சர் என்ற மகத்தான மருத்துவம் ஒரு துணை சிகிச்சை முறையாக உலகெங்கும் தன்னை குறுக்கிக் கொண்டிருந்தது. ரசாயன மருந்துகள் பெருகி, அதற்கு இணையாக நோய்களும் பெருகி மக்களை மிரட்டிக் கொண்டிருந்த இருபதாம் நூற்றாண்டின் இறுதியில் மாற்று மருத்துவர்களின் தேவை, அதிலும் மருந்துகளற்ற மருத்துவத்தின் தேவை அவசியமாக இருந்தது. இந்த நிலையில்தான் டாக்டர் சகோதரர்கள் என்று அழைக்கப்படும் டாக்டர். சித்திக் ஜமால், டாக்டர் பஸ்லுர் ரஹ்மான் ஆகியோரின் அக்குபங்சர் வருகை நிகழ்ந்தது.

டாக்டர் சகோதரர்கள் 1979 ஆம் ஆண்டில் ஆங்கில மருத்துவத்தில் பட்டப்படிப்பை நிறைவு செய்து மருத்துவத்தில் ஈடுபட்டனர். இவர்கள் ஆங்கில மருத்துவத்தை தொழில் ரீதியாகத் தொடங்கியபோதே “நோய்களை குணமாக்குவதற்குப் பதில் பல மடங்காக இந்த மருத்துவம் நோய்களைப் பெருக்கிக்

கொண்டுள்ளது" என்ற எண்ணம் ஏற்பட்டது. 1984 இல் "ஆங்கில மருத்துவம் மனிதகுலத்தின் சாபக்கேடு" என்ற முடிவுடன் டாக்டர் சகோதரர்கள் ஆங்கில மருத்துவத்தைத் தூக்கி எறிந்தனர்.

மாற்று மருத்துவங்களை நோக்கி அவர்களின் பார்வை திரும்பியது. ஹோமியோபதி, இயற்கை மருத்துவம், அக்குபங்சர் போன்ற மருத்துவங்களை அறிய முற்பட்டனர். படிப்படியாக அக்குபங்சர் மருத்துவம் அவர்களை ஈர்த்தது. அக்குபங்சரின் தத்துவங்கள் ஒரே ஒரு புள்ளியில் சிகிச்சையளித்தால் போதும் என்று கூறும்போது, ஏன் பல ஊசிச் சிகிச்சை முறை பின்பற்றப்படுகிறது என்ற கேள்வி அவர்களுக்கு மருத்துவத்தின் ஆழத்தை உணர்த்தியது. இடைவிடாத சிந்தனையாலும், தங்களுடைய லட்சக்கணக்கான நோயாளிகளிடம் கிடைத்த அனுபவத்தாலும் அக்குபங்சரின் தத்துவரீதியான பயன்பாடுகளை அறிந்தனர். அதை வெளிக்கொண்டு வந்தனர்.

குழப்பமான அக்குபங்சர் பயன்பாடுகளுக்கு இடையில் எல்லாவிதமான நோய்களும் டாக்டர் சகோதரர்களின் ஒரு புள்ளி சிகிச்சையில் குணமானதைக் கண்டு மருத்துவ உலகம் வியந்தது. தொடங்கியது அக்குபங்சர் புத்தெழுச்சி. சீனாவில் பிறந்து, பல நாடுகள் சுற்றி, குழப்பமடைந்து இந்தியா வந்த அக்குபங்சர் 1980களில் மறுபடியும் பிறந்தது.

இந்திய மருத்துவங்களின் அடிப்படைத் தத்துவமான கழிவு நீக்க தத்துவத்தோடு அக்குபங்சரை புரிந்துகொண்ட டாக்டர் சகோதரர்கள், அக்குபங்சரின் தொண்மையான நாடிப்பரிசோதனை முறைகளையும் மீட்டெடுத்தனர்.

இந்திய தத்துவத்தின் அடிப்படை பின்பற்றப்பட்டதாலும், இந்தியாவில் மறுபடியும் பிறந்ததாலும் டாக்டர் சகோதரர்கள் மீட்டுருவாக்கம் செய்த ஒரு புள்ளியில் சிகிச்சையளிக்கும் முறை "இந்திய அக்குபங்சர்" என்று அழைக்கப்பட்டது. இப்படித்தான் சீன மருத்துவம், இந்திய மருத்துவமாக உருமாறியது. இவ்வாறு அக்குபங்சர் 1984இல் பிறந்தது.

இந்திய அக்குபங்சர் என்ற பெயர்க் காரணம் சரிதான். தொடு சிகிச்சை என்று எதற்காக அழைக்கப்படுகிறது? சரி... வாருங்கள் அதையும் பார்த்து விடுவோம்.

4

சீனாவில் பிறந்த அக்குபங்சர் மருத்துவம் இந்தியத் தத்துவங்களோடு தமிழகத்தில் மறுபடியும் பிறந்து, இந்திய அக்குபங்சரான வரலாற்றைப் பார்த்தோம். அக்குபங்சர் என்றாலே ஊசிகளைக் கொண்டு சிகிச்சை அளிக்கும் முறையாகவே உலகம் முழுக்க அறியப்பட்டிருக்கிறது. ஆனால் இந்தியாவில் அதன் பெயர் தொடு சிகிச்சை என்று எப்படி ஆனது?

சீனாவில் அக்குபங்சர் மருத்துவர்கள் புள்ளிகளைத் தூண்ட ஊசிகளையே பயன்படுத்தி வந்தனர். நவீன மருத்துவ வரலாற்றில் அக்குபங்சர் சிகிச்சைக்காக விரலால் தொடும் முறை சீனாவில் இருந்ததாக போதிய ஆதாரங்கள் இல்லை. என்றாலும், மரபுவழி மருத்துவர்களில் தனித்தன்மையான சிலர் தொடுதல் மூலம் புள்ளிகளைத் தூண்டியிருக்கலாம்.

உலக சுகாதார நிறுவனத்தால் அங்கீகரிக்கப்பட்ட 104 மாற்று மருத்துவ முறைகளில் “டச் ஃபார் ஹெல்த்” என்ற விரலால் தொடும் முறை இருந்தாலும் கூட இந்தியாவில் - தமிழகத்தில் தொடு சிகிச்சையாக அக்குபங்சர் உருவாவதற்கு முன்பு தனி மருத்துவ முறையாக தொடுதல் உருவாகி இருக்கவில்லை.

சீனாவில் அக்குபங்சர் வரலாற்றின்படி/ கி.மு.440 - 240 காலத்தில் தான் உலோகப் பயன்பாடு தொடங்கியது. சீனாவின் உலோக காலத்திற்குப் பின்பே சீனர்கள் ஊசி போன்ற நுண்ணிய பொருட்களை உலோகத்தில் வடிவமைத்தார்கள். முந்தைய பக்கங்களில் அக்குபங்சரின் வரலாற்றைப் பார்த்தோம். இம்மருத்துவ முறை தோன்றி சுமார் 8000 வருடங்கள் இருக்கலாம்

என்பதையும், அக்குபங்சரின் எழுதப்பட்ட வரலாற்றின்படியே சுமார் 4600 வருடங்களுக்கு முன்பாக "நெய்ஜிங்" என்ற நூல் வெளிவந்திருக்கிறது என்பதையும் பார்த்தோம்.

எட்டாயிரம் ஆண்டுகளாகப் பின்பற்றப்படும் அக்குபங்சர் மருத்துவம், சுமார் 2400 வருடங்களுக்கு முன்பு பயன்பாட்டில் வந்த உலோக ஊசிகளை எவ்வாறு பயன்படுத்தியிருக்க முடியும்? எனவே ஊசிகளால் புள்ளிகளைத் தூண்டுதல் என்பது உலோக காலத்திற்குப் பின்பு வந்த புதிய முறையாக இருக்கவேண்டும்.

அப்படியானால் ஊசிகளுக்கு முன்பாக அக்குபங்சர் சிகிச்சைக்கு என்னவிதமான பொருட்கள் பயன்படுத்தப் பட்டிருக்கலாம்?

சீன தொல்பொருள் துறையின் ஆய்வுகளின்படி சுமார் 3000 வருடங்களுக்கு முன்பாக (கி.மு. 1000) ஊசிகளுக்குப் பதிலாக கூர்மையான பொருட்கள் பயன்பட்டிருக்கலாம் என்று கூறப்படுகிறது. எலும்புகள், மரத்துண்டுகள், கூர்மையான கற்கள் போன்றவை சிகிச்சைக்காக பயன்படுத்தப்பட்டிருக்கலாம்.

சீன வரலாற்றில் இருந்து இங்கே நாம் ஓர் உண்மையை விளங்கிக் கொள்ள முடியும். மரத்துண்டுகளால், கற்களால் சிகிச்சையளிக்கப்பட்டது என்றால், மனித உடலின் மேல் தோலில் தான் அக்குபங்சர் புள்ளிகள் அமைந்திருக்கின்றன என்று அர்த்தம். ஏனென்றால், என்னதான் கூர்மையான கற்களைக் கொண்டு தோலின் மேற்புறத்தில் அழுத்தினாலும் அது மேற்தோலைக் கடந்து உள்ளே சென்றிருக்க வாய்ப்பில்லை அல்லவா?

இன்று அக்குபங்சர் சிகிச்சை என்ற பெயரில் உடல் முழுவதும் ஊசிகளைச் செருகி, அதுவும் மேற்தோலில் இருந்து இரண்டு, மூன்று அங்குல ஆழத்தில் செருகி சிகிச்சையளிக்கும் பழக்கம் உள்ளது. இதற்கும் மரபுவழி அக்குபங்சரில் தோலின் மேற்புறத்தில் அமைந்துள்ள புள்ளிகளைத் தூண்ட கூர்மையான பொருட்கள் பயன்படுத்தப்பட்டதற்கும் எவ்வளவு வேறுபாடு?

கி.மு. 1000 ஆண்டிற்கும் முன்னதாக சுமார் ஐந்தாயிரம் வருடங்களாக அக்குபங்சர் சிகிச்சைக்காக என்ன பொருட்கள் பயன்படுத்தப்பட்டிருக்கும்?

பொருட்களைக் கூர்மைப்படுத்துவதற்கான எவ்வித

ஆயுதமும் இல்லாத ஆதிகாலத்தில், தோலின் மேற்புறத்தில் அமைந்துள்ள புள்ளிகளைத் தூண்ட விரல்களைத் தவிர வேறென்ன தேவைப்பட்டிருக்கும்?

ஆதியில் தொடு சிகிச்சையாக இருந்த அக்குபங்சர், 3000 ஆண்டுகளுக்கு முன்பு கூர்மையான பொருட்களைப் பயன்படுத்தியும், 2400 ஆண்டுகளுக்கு முன்பு ஊசிகளைப் பயன்படுத்தியும் சிகிச்சையளித்து வருகிறது. நவீன சிகிச்சை முறைகளாக ஊசிகளுக்குப் பதிலாக லேசர் கதிர்வீச்சையும், மின்சாரத் தூண்டுதலையும் பயன்படுத்துகிறார்கள்.

அக்குபங்சர் என்ற சொல் சீன மொழியில் இருந்து இலத்தீனிற்கு மொழிபெயர்க்கப்பட்டு ஆங்கிலத்தில் அழைக்கப் படுகிறது. இலத்தீன் மொழியில் அக்குபங்சர் என்பதை Accus + Punctura என்று பிரிக்கிறார்கள். Accus என்றால் ஊசியைக் குறிப்பதாக உலகம் முழுவதும் அக்குபங்சர் நூல்கள் கூறுகின்றன. ஊசி மூலம் தூண்டுதல் என்ற பொருள் தரும் சொல்லாகவே அக்குபங்சர் புரிந்துகொள்ளப்பட்டது.

நாம் மேலே பார்த்த வரலாற்று உண்மைகளின் படி Accus என்பது ஊசிகளைக் குறிக்க முடியாது. சரியான இலத்தீன் மொழிச்சொல் தேடிய போது Acuitus என்ற சொல் பொருத்த மானதாக இருந்தது. Acuitus என்றால் மிகச்சரியான என்று பொருள். அக்குபங்சர் என்ற சொல்லிற்கு மிகச் சரியான தூண்டுதல் என்பது தான் சரியான பொருளைத் தருகிறது.

இலத்தீன் மொழி சரிதான். மூல மொழியான சீனம் என்ன சொல்கிறது? சீன மொழியில் Zhenjiu என்பது அக்குபங்சரைக் குறிக்கும் சொல்லாகும். Zhen என்றால் தூண்டுதல் என்றும், Jiu என்றால் மிகச்சரியான என்றும் அர்த்தம் தருவதாக சர்வதேச சீன - ஆங்கில அகராதி கூறுகிறது.

சீனத்திலிருந்து இலத்தீனுக்கு மாற்றப்பட்டு ஆங்கிலத்தில் மொழியாக்கம் செய்யப்பட்டபோதே தவறு நிகழ்ந்திருக்கிறது. அக்குபங்சர் மருத்துவர்களின் சிகிச்சை முறையைக் கண்ட மொழியாளர்கள் ஊசிக்கு முக்கியத்துவம் தந்திருக்கலாம். அதே அக்குபங்சர் சிகிச்சை முறை இன்று தமிழகத்தில் இலட்சக்கணக்கான மக்களின் பயன்பாட்டு முறையாக மாறிய பின் தொடு சிகிச்சை என்று அழைக்கப்படுகிறது. அக்குபங்சர் பயிற்சி

அளிக்கும் நான்கு தமிழகப் பல்கலைக் கழகங்களும் தொடு சிகிச்சை என்ற சொல்லையே பயன்படுத்துகின்றன.

வரலாறும், சொல் விளக்கமும் போதுமான அளவிற்குப் பார்த்து விட்டோம். இனி சிகிச்சை முறை பற்றிய பாடத்தைத் தொடங்கலாமா?

5

சீனாவில் பிறந்த அக்குபங்சர் மருத்துவம் இந்தியாவில் புத்துயிர் பெற்றதையும் இந்தியத் தத்துவங்களோடு இணைந்து மரபு வழி அறிவியலாக, மக்கள் மருத்துவமாக மாறியதையும் அறிந்தோம். நம்முடைய தமிழ் மருத்துவமான சித்த மருத்துவத்தை, இந்திய மருத்துவமான ஆயுர்வேதத்தைக் கற்க வேண்டுமானால் பல ஆண்டுகள் பயிற்சி பெற வேண்டும். அதே போல பிற மாற்று மருத்துவ முறைகளைக் கற்க வேண்டுமானாலும் பல ஆண்டுகள் பயிற்சி அவசியம்.

அவ்வாறு பல ஆண்டுகள் பயிற்சி பெற்றாலும், இக்காலத்தில் மாற்று மருத்துவப் பாடத்திட்டத்தில் ஆங்கில மருத்துவம் புகுத்தப்பட்டுள்ளது. ஒரு மாற்று மருத்துவக் கல்லூரியில் ஐந்து ஆண்டுகள் பயிற்சி பெறும் மாணவர் ஒரு முழு மாற்று மருத்துவராக மாற முடியாது. ஏனென்றால், 5,300 மணி நேர பயிற்சியில் சுமார் 3,800 மணி நேரம் ஆங்கில மருத்துவப் பாடத்திட்டத்தையே பயிற்றுவிக்கிறார்கள். பயிற்சியின் இறுதியில் கடைசி ஓராண்டு மருத்துவக் கல்லூரிகளில் செய்முறைப் பயிற்சி வழங்கப்படுகிறது. மாற்று மருத்துவம் பயிலும் ஒரு மாணவருக்கு அதே மருத்துவத்தில் செய்முறை வழங்குவது தானே சரியானது? ஆனால் இன்றைய மருத்துவக் கல்லூரிகள் அவ்வாறு செய்வதில்லை.

சித்த மருத்துவம் பயிலும் ஒரு மாணவர் பயிற்சியின் இறுதியில் ஆங்கில மருத்துவத்தில் செய்முறைப் பயிற்சி எடுத்துக் கொள்ள விரும்பினால் அக்கல்லூரி அனுமதிக்கிறது. இப்படி மாற்று மருத்துவம் பயிலும் மாணவர்களில் பெரும்பாலோர் ஆங்கில மருத்துவப் பயிற்சிகளையே பின்பற்றுகின்றனர். "பாரம்பரிய

மருத்துவத்தை விரும்பிக் கற்கும் மிகச் சிலரே முழுநேர பாரம்பரிய மருத்துவராக கல்லூரியில் இருந்து வெளியே வருகின்றனர். அவர்களும் சுய ஆர்வத்தில் தான் மருத்துவத்தைக் கற்கிறார்கள். மரபு வழி மருத்துவர்களாக சிகிச்சையளித்து வரும் ஆயிரக்கணக்கான அனுபவ மருத்துவர்கள் ஆங்கில மருத்துவத்தின் அதிகார பலத்தாலும், அதன் நோயறிதல் இயந்திரங்களாலும் மிரட்டப்படுகிறார்கள். இந்தக் காலத்தில் ஆங்கில மருத்துவம் புகுத்தப்படாத மாற்று மருத்துவத் துறைகளே இல்லை.

அக்குபங்சர் என்ற தொடுசிகிச்சையைக் கற்பதற்கு பல ஆண்டுப் பயிற்சிகள் அவசியமில்லை. அதன் பாடத்திட்டத்தில் ஆங்கில மருத்துவக் கலப்புமில்லை. மிகச் சுலபமாகக் கற்கலாம். மிகச் சுலபமாக நோயுற்றவர்களுக்கு சிகிச்சை அளிக்கலாம். எளிமையான இந்த மருத்துவத்தின் கட்டமைப்பை, வகைமைகளைத் தெரிந்து கொள்வோம்.

ஒரு மருத்துவம் என்பது நோயறிதல் மற்றும் சிகிச்சை என்ற இரு பெரும் பிரிவுகளைக் கொண்டிருக்கும். அக்குபங்சர் மருத்துவத்தில் மூன்று வகை நோயறிதல் முறைகள் உள்ளன.

1. கேட்டறிதல்
2. தொட்டறிதல்
3. பார்த்தறிதல்

இதில் கேட்டறிதல் முறை என்பது நோயாளியிடம் உடல் ரீதியான தொந்தரவுகளைக் கேட்டு அறியும் முறையாகும். இப்படி கேட்டறியும் முறையில் மூன்று பிரிவுகள் உள்ளன.

1. எளிமையான கேட்டறிதல்
2. முழுமையான கேட்டறிதல்
3. உளவியல் கேட்டறிதல்

நோயாளியின் உடலில் ஏற்பட்டுள்ள தொந்தரவுகளை எளிமையான கேள்விகள் மூலம் கேட்கும் முறை எளிமையான கேட்டறிதல் ஆகும். நோயாளியின் உடலில் உச்சி முதல் உள்ளங்கால் வரை ஏற்பட்டுள்ள தொந்தரவுகளை முழுமையாகக் கேட்டறிந்து நோயறியும் முறை முழுமையான கேட்டறிதலாகும். உடல் ரீதியான அறிகுறிகளை கருத்தில் கொள்ளாமல் உளவியல்

ரீதியாக, நோயுற்றவரின் மனநிலை அறிந்து நோயறியும் முறை உளவியல் கேட்டறிதல் முறையாகும்.

அதேபோல தொட்டறிதல் முறையில் இரண்டு விதமான முறைகள் உள்ளன. ஒன்று அழுத்திப் பார்த்து நோயறிதல். மற்றொன்று நாடி பார்த்து நோயறிதல்.

அழுத்திப் பார்த்து நோயறிதலில் - உடலில் உள்ள பன்னிரண்டு எச்சரிக்கைப் புள்ளிகளை அழுத்திப் பார்க்கும் முறையும், உள்ளங்கையில் உள்ள பிரதிபலிப்பு எச்சரிக்கைப் புள்ளிகளை அழுத்திப்பார்க்கும் முறையும் உள்ளன. நாடிப்பரிசோதனை முறைகளில் மூன்று விதமான நாடிப் பரிசோதனை முறைகள் உள்ளன. மூலக நாடிப் பரிசோதனை, தன்மை நாடிப் பரிசோதனை மற்றும் அடுக்கு நாடிப் பரிசோதனை ஆகிய பரிசோதனை முறைகள் உள்ளன.

மேற்கண்ட நோயறிதல் முறைகளில் ஏதேனும் ஒன்றைப் பயன்படுத்தி நோயுற்றவரின் உடல் சீர்கேட்டை எளிமையாக அறிந்து கொள்ள முடியும். இது நோயறிதல் முறையாகும்.

சிகிச்சையைப் பொறுத்த வரை அக்குபங்சர் புள்ளியை வெறும் விரலால் தொட்டுத் தூண்டுதல் மற்றும் ஊசியால் தூண்டுதல் என்ற இரு முறைகள் வழக்கத்தில் உள்ளன. ஒரு முழு அக்குபங்சர் மருத்துவர் மேற்கண்ட அனைத்து முறைகளிலும் பயிற்சி பெற்றவராக இருக்க வேண்டும், அப்போதுதான் எல்லா விதமான நோயாளிகளுக்கும் எளிமையான முறையில் சிகிச்சை கொடுக்க முடியும். ஆனால் நோயறிதல் முறைகளில் ஒன்றையும் சிகிச்சை முறைகளில் ஒன்றையும் அறிந்து கொண்டால் அக்குபங்சர் சிகிச்சையை நம்மால் பின்பற்ற முடியும்.

நாம் இக்கட்டுரையின் வழியாக நோயறிதல் முறைகளில் எளிமையான கேட்டறிதல் முறையையும், சிகிச்சை முறையில் விரலால் தொடும் முறையையும் எளிமையாகக் கற்போம். நோய்களில் இருந்து விடுபட முயலும் உடலுக்கு ஊக்கமளித்து ஆரோக்கியத்திற்குத் திரும்புவோம்.

●●●

6

ஒரு மருத்துவம் படிக்கும்போது முதலில் அதன் சொல் விளக்கம், வரலாறு போன்வற்றை அறிந்து கொள்வது மரபும், தேவையுமாகும். அக்குபங்சர் மருத்துவத்தின் வரலாற்றையும், அதன் கட்டமைப்பையும் புரிந்து கொண்டுள்ளோம். இனி, சிகிச்சை செய்வதற்குத் தேவையான அவசியமான பகுதிகளைப் பார்க்கலாம். முதலில் உடல் பற்றி சுருக்கமாக அறிந்துகொள்ளலாம்.

மரபுவழி மருத்துவங்கள் அனைத்தும் தனித்தன்மையான உடல் பற்றிய அறிவைக் கொண்டிருந்தன. ஆனால், பிற்காலத்தில் மரபு வழி உடல் அறிவியல் மறைந்து நவீன உடலியல் நம் மருத்துவங்களுக்குள் நுழைந்து விட்டது. உடல் பற்றிய நவீன கண்ணோட்டங்களைத் தெரிந்து கொள்வதில் தவறென்ன? என்று நமக்குத் தோன்றலாம். நவீன மருத்துவப் புரிதல் என்பது கண்ணால் பார்த்த பிறகு நம்புவது. நவீன மருத்துவத்தில் அனாட்டமி (Anatimy) என்ற சொல் உடலியலைக் குறிக்கிறது. இந்த கிரேக்கச் சொல்லிற்கு அறுத்தப் பார்த்தல் என்று பொருள். உடலை அறுத்துப் பார்த்து, அதன் உறுப்புகளை நேராகக் கண்டு அதன் பணிகளை அனுமானத்தின் மூலம் புரிந்து கொள்வது நவீன அறிவியல் ஆகும். ஆனால், நம் பாரம்பரிய மருத்துவங்களின் உடலறிவியல் கண்ணால் கண்டதை வைத்து மட்டும் அறியாமல், உடலின் இயங்கும் தன்மையை அக உணர்வின் மூலம் அறிந்து உருவாக்கப்பட்டது.

உதாரணமாக, நம் உடலின் செரிமான மண்டலம் என்று நவீன மருத்துவம் வாய் முதல் மலவாய் உள்ள உறுப்புகளைக் கூறுகிறது. கல்லீரல், பித்தப்பை போன்ற உறுப்புகளை

செரிமானத்திற்கான துணை உறுப்புகள் என்றும் கூறுகிறது. நாமும் நம் பள்ளிப் பாடங்களில் அப்படித்தான் படித்திருப்போம். இதன்படி ஒரு மனிதன் உணவு உண்ட பிறகு அது செரித்து சத்துக்களாக மாற இரண்டரை மணி நேரம் முதல் நான்கு மணி நேரம் வரை ஆகும். தொடர்ந்து நான்கு நாட்களாகப் பட்டினி கிடக்கும் ஒருவருக்கு கண்கள் பஞ்சடைத்துப் போகும். காதுகளின் கேட்கும் திறன் குறைந்து போகும். உடல் பலவீனம் அடைந்து சோர்வு உண்டாகும். இந்நிலையில் அவருக்கு உணவு வழங்கப்பட்டால் என்ன நடக்கும்?

அவர் முதல் கவள உணவை வாயில் இட்டு, மென்று கொண்டிருக்கும் போதே அவருடைய கண்களும், காதுகளும் சக்தி பெறும். அவருடைய குரல் வலிமை பெறுவதையும் நம்மால் பார்க்க முடியும். வாயில் இடப்பட்ட உணவு இரைப்பைக்குப் போவதற்கு முன்பே அவரது உடல் சக்தி பெறுகிறது. இந்த சக்தியை அளிப்பது மண்ணீரல் என்னும் உறுப்பு. உணவு வாயில் இடப்படும் போதே அதிலிருந்து சக்தி கிரகிப்பைத் தொடங்குகிறது மண்ணீரல். இந்த உறுப்பை செரிமான உறுப்பாக நவீன மருத்துவம் கருதுவதில்லை. ஏனென்றால் உடலை அறுத்துப் பார்க்கும்போது இரைப்பைக்கும் மண்ணீரலுக்கும் நேரடித் தொடர்பு இல்லை. உணவு மண்ணீரலுக்குள் போவதுமில்லை. எனவே மண்ணீரல் செரிமான உறுப்பில்லை என்று முடிவு செய்கிறது நவீன மருத்துவம். மரபுவழி மருத்துவங்களில் மண்ணீரல் முக்கியமான செரிமான உறுப்பாகக் கருதப்படுகிறது.

இதே போல உணவோடு நேரடித் தொடர்பில் இல்லாத பல உறுப்புகள் செரிமானத்திற்கு உதவுகின்றன. அவற்றையெல்லாம் நவீன மருத்துவம் வெவ்வேறு மண்டலங்களாகக் கருதுகிறது. இப்படி மனித உடலை, அதன் இயக்கத்தை நேரடியாகப் பார்ப்பதன் மூலம் தீர்மானிக்கிறது நவீன மருத்துவம். ஆனால், மரபு வழி மருத்துவம் அதன் இயங்கும் தன்மையை உணர்தல் மூலம் தீர்மானிக்கிறது. மனித உடலின் ஒருங்கிணைந்த இயக்கத்தை மரபு வழி அறிவியலின் பார்வையோடு புரிந்து கொண்டால்தான் நிரந்தர உடல்நலனுக்கான வழியையும், நோய்களில் இருந்து நம்மைப் பாதுகாத்துக் கொள்ளும் தெளிவையும் பெற முடியும்.

நம் உடல் பற்றி மரபுவழி அறிவியல் என்ன சொல்கிறது என்பதைச் சுருக்கமாகப் பார்க்கலாம்.

மனித உடல் என்பது இயந்திரமல்ல. அது தன்னைத் தானே தகவமைத்துக் கொள்ளும் அற்புதம். உடலை ஒரு கருவி என்ற மனநிலையில் இருந்து நாம் அணுகுகிறோம். காருக்கு எரிபொருளை நிரப்புவது போல உணவை வயிற்றுக்குள் நிரப்புகிறோம். அதன் தேவையை, நிராகரிப்பை, நிறைவை நாம் உணர்வதில்லை. உடல் இயற்கையின் குழந்தை. அதன் இயக்கங்கள் ஒழுங்கமைவோடு இருக்கின்றன.

●●●

7

நவீன மருத்துவம் கூறும் உடலியலுக்கும், மரபு வழி அறிவியல் கூறும் ஒருங்கிணைந்த உடலியலுக்கும் உள்ள வேறுபாடுகளைப் பார்த்தோம். தனித்தனியான உறுப்புகளின் இயக்கத்தையும், அதன் உருவத்தையும் வைத்து முடிவுக்கு வருவது நவீன உடலியல். உடலின் ஒத்திசைவான ஒருங்கிணைந்த இயக்கத்தின் அடிப்படையில் புரிந்து கொள்வது ஒருங்கிணைந்த உடலியல் என்பதைப் புரிந்திருக்கிறோம். பாரம்பரிய உடலியல் உறுப்புகளை அறுத்துப் பார்ப்பதற்கும் முன்பாகவே தன் புரிதல் மூலம், தத்துவங்களின் அடிப்படையில் அதன் இயக்கத்தை உணர்ந்து வெளியிட்டது. நவீன உடலியல் உடலின் ஒவ்வொரு உறுப்பையும் அறுத்துப் பார்த்து, தான் பார்த்ததன் அடிப்படையில் உருவாக்கியது.

எதிர்ப்பு சக்தி என்பதை உடலின் அடிப்படை சக்திகளில் ஒன்றாக வரையறுத்தது மரபுவழி உடலியல். அதற்கு உருவம் கிடையாது. உடலில் உள்ள ஒவ்வொரு அணுவும் தேவைப்படும் போது உடலுக்கு ஊறு விளைவிக்கும் பொருட்களை எதிர்க்கும். நவீன உடலியல் எதிர்ப்பு சக்தியை உருவமாகப் பார்க்கிறது. உதாரணமாக, வெள்ளை அணுக்கள் என்பவை உடலின் போர் வீரர்கள் என்று கூறுகிறது. இந்த வெள்ளை அணுக்களை முதன் முதலில் நுண்ணோக்கியின் வழியாகப் பார்த்த லூயி பாஸ்டர் அவை உயிரற்றவை என்று எழுதினார். உயிரற்ற வெள்ளை அணுக்கள் இரத்தத்தில் மிதந்து செல்கின்றன என்று குறிப்பிட்டார். ஆனால், மரபு வழி உடலியலுக்குத் தெரியும். வெள்ளை அணுக்கள் மட்டுமல்ல, உடலின் எல்லா அணுக்களுமே தேவைப்படும் போது

எதிர்ப்பு சக்தியை வெளிப்படுத்தும் என்பது. இப்படி உருவ அடிப்படையில், பார்த்ததன் அடிப்படையில் அமைந்தது நவீன உடலியல்.

உடல் என்பது இயந்திரமல்ல. உடலில் உருவாகும் இரசாயனங்களும், நாம் உடலுக்கு வெளியே உருவாக்கிக் கொள்ளும் இரசாயனங்களும் ஒன்று அல்ல.

உதாரணமாக நம் இரைப்பையில் உணவைச் செரிப்பதற்காக ஒரு அமிலம் இருப்பதாகக் கூறப்படுகிறது. நாம் உண்ணும் வித விதமான உணவுகளில் இருந்து சக்தியைப் பெறுவதற்காக செரிமானம் நடைபெறுகிறது. இரைப்பையில் நடக்கும் செரிமானத்திற்கு அடிப்படையாக இருப்பது ஹைட்ரோ குளோரிக் அமிலம். இதனை பள்ளிப் பாடங்களில் விரிவாக விளங்குகிறார்கள். இப்போது உடல் என்பது கருவி அல்ல என்பதை இந்த அமிலத்தின் மூலம் புரிந்து கொள்ளலாம்.

ஓர் அமிலம் என்பதன் அரிக்கும் தன்மை அதன் செறிவு அல்லது நீர்த்த தன்மையின் அடிப்படையில் முடிவு செய்யப்படுகிறது. தண்ணீர் கலந்த அமிலம் அரிக்கும் தன்மையில் குறைவாக இருக்கிறது. செறிவான அமிலத்திற்கு அரிக்கும் தன்மை அதிகமாக இருக்கிறது. இது பொதுவான வேதியியல் விதி. அப்படியானால் நம் இரைப்பையில் உள்ள அமிலத்தின் தன்மை என்ன? நீர்த்ததா? அல்லது செறிவானதா? இதை நவீன உடலியல் கணக்குப்படி அளந்து கொள்ளலாம். இது உடல் தயாரிக்கும் அமிலம். நம்முடைய வேதியியல் கூடங்களில் அதே அளவுள்ள அமிலத்தை எடுத்துக் கொள்ளலாம். இரைப்பையில் உள்ள அமிலமும். வேதியியல் கூட அமிலமும் ஒரே அமிலம்தான். ஒரே அளவுதான். இப்போது வெளியில் உள்ள அமிலத்தை நம்முடைய இரைப்பையில் ஊசி மூலம் செலுத்தினால் இரைப்பை என்ன ஆகும்?

இரண்டின் தன்மையும் ஒன்றுதான் என்றாலும், வெளியில் இருந்து இரைப்பைக்குள் செலுத்தப்படும் அமிலம் இரைப்பையை அரித்து விடும். ஏன் இவ்வாறு நிகழ்கிறது? ஏனென்றால் உடல் தயாரிக்கும் அமிலம் உயிர் வேதியியல் பொருள். நாம் தயாரிக்கும் அமிலம் வெறும் வேதியியல் பொருள். உடல் என்பது கருவி அல்ல. அது இயற்கையின் அற்புதம்.

அற்புதமான நம் உடல் மூன்று விதமான வேலைகளைச் செய்கின்றது.

1. தனக்குத் தேவையானவற்றை தானே உருவாக்கிக் கொள்கிறது. நாம் சிசுவாக தாயின் கருவறைக்குள் இருந்தபோது நம் உடல் என்ன செய்தது? தனக்குத் தேவையான உறுப்புகளைத் தானே உருவாக்கிக் கொண்டது. ஒவ்வொரு உறுப்பும் எங்கே அமைய வேண்டும், எந்த அளவு இருக்க வேண்டும் என்பதை யெல்லாம் சிசுவின் உடல் தானே தீர்மானித்துக் கொண்டது. உடல் தன் உயிர் வாழ்விற்காக உருவாக்கிக் கொண்ட உறுப்புகளை பராமரிப்பதற்குத் தேவையான சத்துக்களையும் தானே உருவாக்கிக் கொள்கிறது. உடலிற்குத் தேவையான உறுப்புகளையும், உடலிற்குத் தேவையான சத்துக்களையும் உடலே உருவாக்கிக் கொள்கிறது. இது நம் உடலின் உருவாக்கும் பணியாகும்.

2. உடல் உறுப்புகளில் பாதிப்பு ஏற்பட்டாலோ உடலுக்கு ஊறு விளைவிக்கும் கழிவுகள் உள்ளுறுப்புகளில் தேங்கி விட்டாலோ அவற்றை சரி செய்யும் வேலையையும் உடலே செய்து கொள்கிறது. புறச் சூழ்நிலையில் இருந்தும், நம் உடலிற்குள் ஊடுருவ முயலும் கழிவுப் பொருட்களில் இருந்தும் தன்னைத் தானே பாதுகாத்துக் கொள்கிறது. கழிவுகளை அகற்றுவதும், உள்ளுறுப்புகளைப் பாதுகாப்பதும், அதன் பாதிப்புகளைச் சரி செய்வதும் உடலின் குணமாக்கும் பணியாகும்

3. உடலின் முதல் இரண்டு வேலைகளான உருவாக்கும் பணியையும் குணமாக்கும் பணியையும் நிறைவேற்றும் போது தனக்குத் தேவையானவற்றை அறிவிக்கும் பணியையும் உடலே செய்கிறது. உணவு தேவைப்படும்போது பசியையும், தண்ணீர் தேவைப்படும்போது தாகத்தையும், ஓய்வு தேவைப்படும் போது சோர்வையும், தூக்கம் தேவைப்படும்போது தூக்கத்தையும் நமக்கு அறிவிக்கிறது. இது அறிவிக்கும் பணியாகும்.

உடல் இயல்பாக, உடல் நலத்தோடு இயங்க வேண்டுமானால் அதன் அறிவிப்புகளை நாம் பின்பற்றினால் போதும். அதற்கு மாறாக, உடலின் தனிச்சிறப்பான பணிகளான உருவாக்கத்திலும், குணமாக்கலிலும் நாம் தலையிடுவோமானால் உடல்நலம் பாதிக்கப்படும். ஓர் உறுப்பு எங்கு இருக்க வேண்டும் என்பதை நாம் அறியோம். அதை உடலே தீர்மானிக்கிறது. அதே போல ஓர் உறுப்பை எப்படிச் சீர்படுத்த வேண்டும் என்பதையும்

நாம் அறியவில்லை. அதையும் உடலே செய்கிறது. இவை இரண்டும் நம் அறிவிற்கு அப்பாற்பட்ட உடலின் செயல்களாகும். இதில் நாம் தலையிட வேண்டியதில்லை.

உடல் நமக்கான பணிகளைத் தனியே பிரித்து அறிவிக்கிறது. அது கேட்பதைக் கொடுப்பதுதான் நமது ஒரே ஒரு பணி. நாம் தலையிட வேண்டிய பணியான அறிவிப்புகளை நிறைவேற்றுதல் என்ற வேலையை நாம் செய்யாமல், உடலின் ஒழுங்கமைவான இயக்கமான உருவாக்கம், குணமாக்கல் போன்ற வேலைகளில் தலையிடுவோமானால் உடல் நலம் சீர்கெடும். நமக்கு அளிக்கப்பட்ட மிகச் சுலபமான வேலைகளை நாம் செய்தால் போதும். உடல் நலத்தை காக்க முடியும்.

●●●

8

தொடு சிகிச்சை என்ற இந்திய அக்குபங்சரின் வரலாற்றையும், அதன் உடலியலையும். சீனாவில் பிறந்த அக்குபங்சர் வலிகளைக் குறைக்கும் வெறும் ஊசி மருத்துவமாக மாறிப்போனதையும், இந்தியாவிற்குள் நுழைந்த பின்னர் மறுபடியும் அதன் பாரம்பரியத் தன்மை மீட்கப்பட்டதையும் விரிவாகப் பார்த்தோம்.

அதேபோல நவீன உடலியல் என்பது மனித உடலை ஒரு இயந்திரமாகப் பார்க்கிறது. நம்முடைய மரபுவழி உடலியல் நம் உடலை வெறும் கருவியாகப் பார்க்காமல் அதன் உயிர்த்தன்மை, தன்னைத் தானே சரி செய்து கொள்ளும் இயல்பு, ஒவ்வாத பொருளை வெளியேற்றும் போர்க்குணம் ஆகியவற்றோடு ஒருங்கிணைத்து முழுமையான இயக்கமாகப் புரிந்து விளக்குகிறது என்பதையும் அறிந்து கொண்டோம்.

தொடு சிகிச்சையின் அடுத்த பாடமான பஞ்சபூதத் தத்துவம் பற்றி அறிந்து கொள்வோம்.

பஞ்சபூதங்கள் என்பவை இயற்கையின் சேர்மானம் ஆகும். இந்த உலகம் மட்டுமல்ல, உலகில் உள்ள ஒவ்வொரு பொருளும் எந்தத் தன்மைகளின் அடிப்படையில் அமைந்துள்ளதோ அதைப் பிரித்து விளக்குவது தான் பஞ்சபூதத் தத்துவம். நெருப்பு, நிலம், காற்று, நீர், மரம் என்ற ஐந்து மூலகங்களின் கலப்புதான் அனைத்தும். இந்த ஐந்து மூலகங்களும் பிணைந்து உருவத்தை உருவாக்குகின்றன.

பஞ்சபூதத் தத்தவம் இந்தியாவின் பாரம்பரிய தத்துவங்களில் ஒன்று. சீனாவிலும் ஆசியாவின் பிற நாடுகளிலும் பஞ்சபூதத் தத்துவம் அறியப்பட்டுள்ளது. இன்னும் சொல்வதானால் உலகின் தொண்மையான நாடுகள் பலவற்றிலும் இத்தத்துவம் பின்பற்றப்பட்டு வந்துள்ளது. குறிப்பாக தமிழில் பஞ்சபூதங்கள் குறித்த பல்வேறு கருத்துகள் பல நூற்றாண்டுகளுக்கு முன்பிருந்தே கூறப்பட்டுள்ளன. தமிழின் ஆதி நூலாக இன்று கருதப்படும் தொல்காப்பியம் தொடங்கி பல்வேறு இலக்கிய நூல்களிலும் பஞ்ச பூதங்கள் குறிப்பிடப்பட்டுள்ளன.

நிலம் தீ நீர் வளி விசும்போடு ஐந்தும் கலந்த
மயக்கம் உலகம் ஆதலின்

இந்த ஐந்து மூலகங்களும் கலந்த மயக்கம் தான் உலகம் என்று கூறுகிறது தொல்காப்பியம்

பரமாய சக்தியுள் பஞ்சமா பூதம்
தரமாறித் தோன்றும் பிறப்பு

உலகமெங்கும் நீக்கமற நிறைந்திருக்கும் சக்தியானது தரம் மாறி பஞ்சபூதங்களாக உருவாகி உருவமாகப் பிறக்கிறது என்று விளக்குகிறது ஔவையார் பாடல்.

மேற்கண்ட இரண்டு பாடல்களே பஞ்சபூதங்கள் குறித்து நமக்குப் போதுமான அளவிற்கு விளக்குகின்றன. பஞ்சபூதங்கள் எனப்படும் நெருப்பு, நிலம், காற்று, நீர், மரம் ஆகிய ஐந்து மூலகங்கள் இணைந்துதான் உலகத்தையும், அதிலுள்ள பொருட்களையும் தோற்றுவிக்கின்றன. இன்று நாம் நுண்ணோக்கி வழியாகப் பார்க்கும் அணுவும் கூட பஞ்ச பூதங்களால் ஆனவைதான்.

மருத்துவம் பார்ப்பதற்கும் உலகம் எதனால் ஆனது என்பதற்கும் என்ன சம்பந்தம்? உலகம் எதனால் ஆனதோ அதே பஞ்சபூதங்களால் ஆனது தான் மனித உடலும்.

அண்டத்திலுள்ளதே பிண்டம்
பிண்டத்திலுள்ள அண்டம்
அண்டமும் பிண்டமும் ஒன்றே
அறிந்து தான் பார்க்கும் போது.

என்கிறது சித்தர் பாடல். இந்த உலகம் எதனால் ஆனதோ அதே மூலகங்களால் ஆனது தான் நம் உடல். அப்படியானால் நம் உடல் பற்றித் தெரிந்துகொள்ள வேண்டுமானால் இந்த உலகம் பற்றித் தெரிந்துகொள்ள வேண்டும்.

சரி. இந்த உலகில் உள்ள ஒவ்வொரு பொருளும் பஞ்சபூதங்களால் ஆனவை என்பதும், அவை என்னென்ன என்பதும் நமக்குத் தெரிந்து விட்டது. அடுத்து..?

இந்த பஞ்சபூதங்களின் ஆக்கச்சுழற்சியை அறிந்து கொள்ள வேண்டும். முதலில் ஐந்து மூலகங்களின் வரிசையை மட்டும் நாம் பார்க்கலாம்.

1. நெருப்பு
2. நிலம்
3. காற்று
4. நீர்
5. மரம்

இந்த வரிசையை நாம் மனப்பாடம் செய்ய வேண்டும். தொடு சிகிச்சையை முழுமையாகக் கற்று பிறருக்கு சிகிச்சையளிக்கப் போகும் நாம் சில அடிப்படையான விஷயங்களை மனதில் நிறுத்திக் கொள்ளவேண்டும். இது இன்றைக்கான வீட்டுப் பாடம்.

இந்த வரிசையை நாம் நினைவில் நிறுத்திக் கொண்ட பிறகு ஒவ்வொரு மூலகத்தையும் பிரித்து அதன் தன்மைகளை விரிவாக அறிந்து கொள்ளலாம். இந்த ஆக்க சுழற்சியை ஆங்கிலத்தில் ஜெனரேட்டிவ் சைக்கிள் என்று சொல்வார்கள். இந்த நாள் முழுவதும் நாம் பஞ்சபூத சைக்கிளை ஓட்டிப் பழகலாமா?

9

பஞ்சபூதங்களால் ஆனது உலகம் என்பதையும் அதே பஞ்சபூதங்களால் ஆனது தான் உடல் என்பதையும் சென்ற இதழில் பார்த்தோம். பஞ்சபூதங்கள் எனப்படும் ஐந்து மூலகங்களின் கலப்பால் ஆனது தான் உலகிலுள்ள ஒவ்வொரு பொருளும். அவற்றின் வரிசையை நினைவுபடுத்திக் கொள்ளலாமா?

1. நெருப்பு
2. நிலம்
3. காற்று
4. நீர்
5. மரம்

தொடு சிகிச்சை முறை என்பது சீனாவிலிருந்து வந்த அக்குபங்சர் மருத்துவத்தின் தொடர்ச்சி என்பதால் பஞ்சபூதங்களின் வரிசை சீன முறைப்படி கொடுக்கப் பட்டிருக்கிறது. இந்தியாவில் மரம் என்ற மூலகம் பஞ்சபூத வரிசையில் பயன்படுத்தப்படுவதில்லை. அதற்குப் பதிலாக ஆகாயம் என்ற மூலகம் பயன்படுத்தப்படுகிறது.

மூலகம் என்றால் என்ன அர்த்தம்?

மூலம் என்றால் அடிப்படைப் பொருளைக் குறிக்கிறது. ஒரு பொருளைத் தயாரிப்பதற்குத் தேவையான காரணிகளை மூலப்பொருள் என்று சொல்கிறோமே அது போல. மூலம்+அகம் என்பது மூலகம். ஒரு பொருள் மூலப்பொருட்களால் ஆனது. அந்த

மூலப்பொருட்களே எவற்றால் ஆனவை என்று கேள்வி கேட்டு, அதற்கும் பதில் சொல்வது தான் இந்த மூலகம் என்ற சொல். ஒவ்வொரு பொருளும் ஐந்து மூலகங்களால் ஆனவை. அவைதான் பஞ்சபூதங்கள் என்னும் மேற்கண்ட தன்மைகள்.

ஒவ்வொரு பஞ்சபூதத்தையும் தனித்தனியே அறிந்து கொள்ளலாம். முதலில் நெருப்பு என்பது வெப்பத்தைக் குறிக்கிறது. உலகை எடுத்துக் கொண்டோமானால் நெருப்பு என்பது சூரியன். உலகிலுள்ள அனைத்துப் பொருட்களுக்கும், உயிர்களுக்கும் தேவையான வெப்பத்தை சூரியன் வழங்குகிறது. எனவே சூரியன் என்பது உலகின் நெருப்பு. இதே போல நம் உடலில் உள்ள நெருப்பு என்ன?

நம் உடலில் வெப்ப சக்தியை மூலமாகக் கொண்டு இயங்கும் உறுப்புகள் இரண்டு. ஒன்று இதயம். மற்றொன்று - சிறுகுடல். இவை இரண்டும்தான் உடலின் நெருப்பு. இதயம் நம் உடலுக்குத் தேவையான வெப்பத்தை அதன் இயக்கம் மூலம் பரப்புகிறது. சிறுகுடல் வெப்பத்தின் மூலம் உணவுத்துகள்களைச் சிதைத்து சக்தியை உருவாக்கிறது. ஆக, வெப்பம் என்ற மூலப் பொருளை நம் உடலுக்கு அளிப்பது இந்த இரண்டு உறுப்புகள் தான்.

நெருப்பு என்ற மூலகம் உலகில் சூரியனைக் கொண்டு தன் சக்தியை வெளிப்படுத்துகிறது. நம் உடலில் இதயம், சிறுகுடல் என்ற இரு உறுப்புகளைக் கொண்டு தன் சக்தியை வெளிப்படுத்துகிறது. தன் வேலைகளைச் செய்கிறது. இதில் உறுப்புகள் என்பவை நெருப்பு சக்தியின் பணியாட்கள் தான். இந்த உறுப்புகள் இயல்பாக இயங்கும்போது நம் உடலில் வெப்பம் சீராகக் கிடைக்கிறது. அதனுடைய பணிகள் ஆரோக்கியமாக நடக்கிறது. இதயம் என்பது உடல் முழுவதும் இரத்தத்தை சுழற்றி அனுப்புகிற ஒரு பம்ப் ஸ்டேஷன் தான் என்று நவீன உடலியல் கூறுகிறது. ஆனால், இதயம் இரத்தத்தை சுழற்சி செய்து வெப்பத்தை உடல் முழுவதும் பரவச் செய்கிற அதே நேரத்தில், உடலின் வெப்பச் சீர்மையை பராமரிக்கிறது. வெப்பச் சமநிலை நிலையைப் பாதுகாக்கிறது. அதே போல சிறுகுடல் நாம் உண்ணும் உணவை இரைப்பையிலிருந்து பெற்று, அதிலுள்ள சத்துக்களைப் பிரித்தெடுத்து இரத்தத்தில் கலக்கச் செய்கிறது. இது நெருப்பு மூலகத்தின் அடிப்படையான வேலையாகும். இதயம், சிறுகுடல்

என்ற நெருப்பு மூலகத்தின் இரு உறுப்புகளில் இதயம் தலைமை உறுப்பாகும். இதயத்தை ராஜ உறுப்புகளில் ஒன்றாக சித்த மருத்துவம் கூறுகிறது.

அடுத்த மூலகம் என்ன?

இதனை நினைவு வைத்துக் கொள்ள நாம் ஒரு நினைவுச் சங்கிலியை உருவாக்கிக் கொள்வோம். முதல் மூலகம் நெருப்பு. அதாவது உலகில் சூரியன். இந்த உலகம் எப்படித் தோன்றியது என்று விளக்கப்படுகிறது? நெருப்புக் கோளமான சூரியனிலிருந்து உடைந்து பூமி மற்றுமுள்ள சூரியக்குடும்பத்தின் கிரகங்கள் அனைத்தும் தோன்றின. இந்த உலகின் முதல் மூலகம் நெருப்பு. அதிலிருந்து தோன்றிய இரண்டாம் மூலகம் - பூமி அதாவது நிலம். முதல் மூலகம் குறித்து அறிந்து கொண்டோம். இரண்டாம். மூலகமான நிலம் என்பது என்ன என்று பார்க்கலாம்.

நிலம் என்பது உலகில் பூமி என்று சொல்லத் தேவையில்லை. இந்த நிலத்தின் தன்மை என்ன? எந்த ஒரு பொருளை நிலத்தில் போட்டாலும் அதனை தன்வயப்படுத்தி, அதிலுள்ள ஆற்றலை வெளிப்படுத்துகிறது. ஒரு விதையை நாம் நிலத்தில் போடுகிறோம். அதனை நிலம் தன்மயமாக்கிக் கொள்கிறது. பிறகு, அந்த விதையிலுள்ள ஆற்றலை வெளிப்படுத்தி வளர்க்கிறது. ஒரு மரமாக, செடியாக, கொடியாக வளர்வதற்கு எது காரணம்? அந்த விதையில் இருந்த உயிர்த்தன்மையும், அதை வெளிப்படுத்திய நிலமும் தான். நிலத்தின் தன்மை என்பது ஒரு பொருளின் ஆற்றலை வெளிப்படுத்துவது தான். செழுமைப் படுத்துவதுதான்.

இந்த நிலம் மூலகம் நம் உடலில் எங்கு இருக்கிறது?

நம்முடைய முன்னோர்கள் மண்ணால் ஆனதுதான் நம் உடல் என்று சொல்லக் கேட்டிருப்போம். முழு உடலையே மண்ணாக, நிலமாகத்தான் பார்த்தார்கள். நம் உடலில் நிலத்தைப் போன்று வேலை செய்யும் உறுப்புகள் - இரைப்பை, மண்ணீரல், மண்ணீரல் என்ற பெயரிலேயே மண் இருக்கிறது. இந்த மண்ணீரலும், இரைப்பையும் இணைந்து நாம் இந்த உடலில் போடும் உணவுகளை தன்மயமாக்கி, சக்தியை வெளிப்படுத்துகிறது. நாம் வாய் வழியாக உண்ணும் உணவுகள் உணவுக்குழாய் வழியாக இரைப்பைக்குள் விழுகிறது. உணவின் தன்மைக்கேற்ப அதனைச் செரிக்கும் அமிலங்களைத் தயாரிக்கிறது இரைப்பை. உணவுகளைத்

துகள்களாக்கி முதல் நிலைச் சத்துக்களைப் பிரித்து உடலுக்கு இரைப்பை வழங்குகிறது.

நாம் உணவை வாயில் இட்டது முதல் அது மலமாக மாறுகிற வரை ஒவ்வொரு நிலையிலும் மண்ணீரல் சத்துக்களை உறிஞ்சி உடலுக்கு வழங்கிய வண்ணம் இருக்கிறது. செரிமான இயக்கத்தின் மிக முக்கிய உறுப்பான மண்ணீரலை நவீன உடலியல் சரியாகப் புரிந்து கொள்ளவில்லை. நம் உடலில் நில மூலகத்தின் பணிகளை மண்ணீரலின் துணையோடு இரைப்பை செய்கிறது. மண்ணீரல், இரைப்பை என்ற இரு உறுப்புகளில் தலைமை உறுப்பு-மண்ணீரல் ஆகும். இதுவும் ராஜ உறுப்புகளில் ஒன்று.

இப்போது நாம் இரண்டு மூலகங்களையும், அதன் ராஜ உறுப்புகளையும் பார்த்திருக்கிறோம்.

அடுத்த மூலகம் என்ன?

●●●

10

பஞ்சபூதங்கள் எனப்படும் ஐந்து மூலகங்களால் ஆன உலகைப் போலவே உடலும் என்பதை முன் பக்கங்களில் பார்த்தோம். நெருப்பு, நிலம், காற்று, நீர், மரம் என்ற ஐந்து மூலகங்களில் இரண்டை நாம் பார்த்திருக்கிறோம்.

நெருப்பு மூலகம் நம் உடலில் இதயம், சிறுகுடல் என்ற உறுப்புகளின் வழியாக இயங்குவதையும், நிலம் என்ற மூலகம் நம் உடலில் இரைப்பை, மண்ணீரல் என்ற உறுப்புகளின் வழியாக இயங்குவதையும் அறிந்து கொண்டோம்.

மூலக வரிசைப்படி அடுத்தது என்ன?

நெருப்பிலிருந்து பூமி உருவானது? உடலில் உள்ள நெருப்பு மூலகத்தையும், நில மூலகத்தையும் பார்த்து விட்டோம். பிரபஞ்சத்திலேயே காற்று உள்ள இடம் எது? பூமி மட்டும் தான். மூலக வரிசைப்படி நெருப்பிலிருந்து நிலம். நிலத்திற்காக காற்று. நாம் காற்று மூலகம் குறித்து அறிந்து கொள்ளலாம்.

காற்றின் குணம் உயிர்ச்சக்தி அளிப்பது, புத்துணர்ச்சி அளிப்பது. காற்று இருக்கும் இடத்தில் தான் உயிர்கள் வாழ முடியும். அதனால் தான் காற்று இருக்கும் பூமியைத் தவிர பிரபஞ்சத்தில் வேறு எங்கும் உயிர்கள் இல்லை. அவை வாழும் சூழலும் இல்லை.

இந்தக் காற்று மூலகம் நம் உடலில் எங்கு இருக்கிறது?

நம் உடலில் காற்றைக் கொண்டு இயங்கக்கூடிய உறுப்புகள் எவை என்று யோசித்தால் மூலகத்தைக் கண்டுபிடித்து விடலாம். உடலுக்கு உயிர்ச்சத்தை வழங்கக் கூடிய சுவாசத்தோடு தொடர்

புடைய உறுப்பு நுரையீரல். இது தான் காற்று மூலகத்தின் ராஜ உறுப்பு. பிரபஞ்சத்தில் இருந்து காற்றை உள்ளிழுத்துக் கொண்டு அதிலிருக்கும் உயிர்ச்சத்தியைப் பிரித்து உடலுக்கு அளிக்கும் முக்கியமான பணியை நுரையீரல் ஒவ்வொரு வினாடியும் ஓய்வில்லாமல் செய்து கொண்டே இருக்கிறது. அதே போல காற்றைக் கொண்டு மலத்தை வெளித்தள்ளுகிற வேலையைச் செய்வது பெருங்குடல். பெருங்குடலில் உணவில் இருந்து பிரிக்கப்பட்ட கழிவுகள் கடைசி நிலையில் தள்ளப்படுகிறது. இங்கு வந்த கழிவுகளில் இருந்து எஞ்சிய உயிர்ச்சக்தியைப் பிரித்தெடுத்துக் கொண்டு, காற்றின் உதவியோடு கழிவுகளை வெளித்தள்ளுகிறது பெருங்குடல். நம்முடைய உடலிலுள்ள காற்று மூலகம் நுரையீரலும், பெருங்குடலும். காற்றின் ராஜ உறுப்பான நுரையீரலுடன் துணை உறுப்பாக பெருங்குடல் செயலாற்றுகிறது.

அடுத்த மூலகம் நீர்.

மூலக வரிசையில் நெருப்பு, நிலம், காற்று... அடுத்தது நீர் எப்படி வந்தது?

நெருப்பிலிருந்து பூமி உருவானதையும், பூமிக்காக காற்று உள்ளதையும் பார்த்தோம். காற்றில்லாமல் மழை வருமா? காற்றிலிருந்து மழை என்ற நீர் உருவாகிறது. எனவே அடுத்த மூலகம் நீர்.

நீரின் தன்மை குளிர்ச்சியளிப்பது. அதிகமாக உள்ள வெப்பத்தைக் கட்டுப்படுத்துவது. நீரில்லாமல் உயிர்ச்சூழல் உருவாவதில்லை. உயிர்கள் வாழ வாய்ப்புமில்லை. அதனால் தான் செவ்வாய் கிரகத்தில் முதலில் நீர் இருக்கிறதா என்று ஆய்வு செய்கிறார்கள். அங்கு காற்று இல்லை. ஆனால் நீர் இருக்க வாய்ப்பு இருக்கிறதா என்ற ஆய்வு தொடர்கிறது. பஞ்சபூத சுற்றுப்படி காற்றில்லாமல் நீர் இல்லை. ஏனெனில் உயிர்கள் வாழும் சூழலை காற்றும், நீரும் இணையும் போதுதான் தர முடியும்.

நம் உடலில் நீர் எங்கே இருக்கிறது? தமிழில் உள்ளுறுப் புகளின் பெயர்களை ஒரு முறை சொல்லிப் பார்த்தால் நீர் என்ற சொல்லோடு இரண்டு உறுப்புகள் இருப்பதை அறிய முடியும். அவை தான் நீர் மூலக உறுப்புகள். நீர் மூலகத்தின் ராஜ உறுப்பு - சிறுநீரகம். அதன் துணை உறுப்பு சிறுநீர்ப்பை. நம் உடலின் நீர்ச்சமநிலையைப் பாதுகாப்பது சிறுநீரகத்தின் வேலை. உடலிற்குத் தேவையான குளிர்ச்சியைக் கொடுப்பதும், குளிர்ச்சியின் மூலம்

வெப்பத்தைக் கட்டுப்பாட்டில் வைத்திருப்பதும் நீர்ச் சமநிலை ஆகும்.

நம் உணவின் மூலம், சுவாசிக்கும் காற்றின் மூலம், அருந்தும் நீரின் மூலம் உடலிற்குக் கிடைக்கும் நீர்ச்சத்தைப் பிரித்து உடலிற்கு அளிப்பது நீர் மூலகத்தின் முக்கியமான வேலையாகும். அதேபோல அதிகப்படியாக உடலில் உள்ள நீரைப் பிரித்து சிறுநீரகத்தின் உதவியோடு வெளியேற்றுகிறது சிறுநீரகம்.

நம் உடலில் உள்ள நான்கு மூலகங்களின் உறுப்புகளை அறிந்து கொண்டிருக்கிறோம். ஐந்தாவது மூலகம்- மரம், நெருப்பு, நிலம், காற்று, நீர், அடுத்தது மரம். நீரில்லாமல் உலகில் தாவரங்கள், மரங்கள் உருவாகாது, எனவே மரம் ஐந்தாவது மூலகம்.

உலகில் மரங்களின் வேலை என்ன? காற்றிலுள்ள நச்சுத்தன்மையை (கார்பன் டை ஆக்ஸைடு) ஈர்த்து எடுத்துக் கொண்டு, உலகிற்குத் தேவையான காற்று சக்தியை (ஆக்சிஜன் - உயிர்வளி) அளிக்கிறது. அதாவது நச்சுத்தன்மை அகற்றும் வேலையை மரம் சிறப்பாகச் செய்கிறது. நாம் உலகம் முழுவதும் அளவுக்கதிகமாகப் பயன்படுத்தும் இரசாயனங்கள், நஞ்சுகளை மீறி காற்று இன்னும் உயிர்த்தன்மையோடு இருப்பதற்கு மரங்கள் தான் காரணம். மரங்களற்ற உலகம் இந்நேரம் பல முறை அழிந்து போயிருக்கும்.

இந்த நச்சுத்தன்மை அகற்றும் வேலையை நம் உடலில் செய்யும் உறுப்புகள்தான் மர மூலகத்தின் உறுப்புகள் ஆகும். அது தான் கல்லீரல், பித்தப்பை. நம் உணவிலுள்ள, நீரிலுள்ள காற்றிலுள்ள இரசாயன நஞ்சுகளை பிரித்தெடுத்து அகற்றுகிறது கல்லீரல். அதனோடு இணைந்து துணைபுரிவது கல்லீரலோடு அமைந்திருக்கும் பித்தப்பை.

இப்போது நாம் ஐந்து மூலகங்களையும், அதன் உள்ளுறுப்புகளையும் சுருக்கமாக அறிந்திருக்கிறோம். அடுத்த பாடத்திற்குச் செல்லலாமா?

● ● ●

11

பஞ்சபூதங்கள் எனப்படும் ஐந்து மூலகங்களையும், அதன் உள் உறுப்புகளையும் - அவற்றின் பணிகளையும் பார்த்தோம். அவற்றை ஒரு முறை நினைவுபடுத்திக் கொள்ளலாமா?

மூலகம்	முக்கிய உறுப்பு	துணை உறுப்பு
நெருப்பு	இதயம்	சிறுகுடல்
நிலம்	மண்ணீரல்	இரைப்பை
காற்று	நுரையீரல்	பெருங்குடல்
நீர்	சிறுநீரகம்	சிறுநீர்ப்பை
மரம்	கல்லீரல்	பித்தப்பை

மூலகத்தின் பணிகளையும் ஒரு முறை நினைவுபடுத்திக் கொள்வோம்.

மூலகத்தின் பெயர்	முக்கியப் பணிகள்
நெருப்பு	உடலுக்கு வெப்ப சக்தியை அளிப்பது, உடலின் வெப்ப சமநிலையைப் பராமரித்தல்
நிலம்	உணவுப்பொருட்களை தன்வயமாக்குதல், அதன் சக்தியை வெளிப்படுத்துதல்
காற்று	காற்றில் இருந்து உயிர்ச்சக்தியைக் கிரகித்து உடலுக்கு அளித்தல்.
நீர்	கழிவுகளை அகற்றுதல், உடலின் நீர்ச்சமநிலையைப் பாதுகாத்தல்.
மரம்	நச்சுத்தன்மையை அகற்றுதல்

உடல் என்பது பஞ்சபூதங்களால் ஆனது. இந்த பஞ்சபூதங்கள் சீர்குலைவதே நோய்க்கான காரணம் ஆகும்.

பஞ்சபூதங்கள் எப்படி சீர்குலையும்?

ஆரோக்கியமான உடலில் பஞ்சபூதங்கள் இயல்பாக இயங்குகின்றன. அவற்றின் சமநிலையும் சரியாக இருக்கிறது. உடலின் இயல்பான பணிகளான உருவாக்குதலும், குணமாக்குதலும் ஒழுங்காக நடை பெறுகின்றன.

உடல் தேவைகளை அறிவிப்புகள் மூலம் தெரிவிக்கும் என்பதை நாம் ஒருங்கிணைந்த உடலியலில் பார்த்தோம். இப்படி உடல் கேட்கிறவற்றை, கேட்கிறபோது நாம் கொடுத்து விட்டால் அதன் உருவாக்கும், குணமாக்கும் பணிகளில் மாற்றம் ஏற்படாது. உடலும் ஆரோக்கியமாகவே இருக்கும்.

ஆனால் நாம் அப்படிச் செய்வதில்லை. பசிக்கும்போது சாப்பிடுவதில்லை., பசிக்காதபோது சாப்பிடுகிறோம். தேவையான அளவு சாப்பிடுவதில்லை. தேவைக்கு அதிகமாகவே சாப்பிடுகிறோம். வேதியியல் பொருட்கள் சேர்க்கப்பட்ட செயற்கை சுவை கூட்டப்பட்ட ரசாயன உணவுகளையே சாப்பிடுகிறோம்.

தாகம் இருக்கும்போது தண்ணீர் அருந்துவதில்லை. மாறாக, தாகமில்லாதபோது யார் யாரோ சொல்கிறார்கள் என்று லிட்டர் லிட்டராக தண்ணீர் குடிக்கிறோம். உயிர்ச்சத்து மிகுந்த மண்பானைத் தண்ணீரைத் தவிர்த்து விட்டு, மழை நீரைத் தவிர்த்து விட்டு செயற்கை முறையில் ரசாயனம் சேர்க்கப்பட்ட தண்ணீரைக் குடிக்கிறோம்.

உடல் சோர்வடையும் போதும் தொடர்ந்து வேலை செய்கிறோம். அதன் ஓய்வுத் தேவையை புறக்கணிக்கிறோம். தேவையில்லாத நேரத்தில் அதிகப்படியாக ஓய்வெடுக்கிறோம்.

உடலின் பராமரிப்புப் பணிகள் நடை பெறும் இரவுகளில் தூங்குவதில்லை, விழித்துக் கொண்டு பொழுதைப் போக்குகிறோம். பகலில் தேவையற்றுத் தூங்குகிறோம்.

... இப்படி ஒழுங்காக இயங்கிக் கொண்டிருக்கும் உடலில் கழிவுகள் தேங்குவதற்கு நாமே காரணமாக இருக்கிறோம். உடலில் உருவாகும் கழிவுகள் வெளியேறும்போது அதை வெளியேற்றாமல் தடை செய்கிறோம். இன்னும் கழிவுகள் உடலில் தேங்குகின்றன.

இவ்வாறு தேங்கிய கழிவுகள் எந்த உறுப்பில் தேங்குகின்றனவோ- அது சார்ந்த மூலகத்தை சீர்குலைக்கிறது. முழு உடலிலும் பஞ்சபூதச் சீர்குலைவு ஏற்படுகிறது.

இயல்பாக இருக்கும் பஞ்சபூத இயக்கத்தைச் சீர்குலைப்பது யார்? நாம்தான். நம்முடைய இயற்கை விதிமீறல்களால் கழிவுகளைச் சேமித்து, பஞ்சபூத இயக்கத்தைச் சீர்குலைக்கிறோம்.

இந்த பஞ்சபூதச் சீர்குலைவுதான் நோய். பஞ்சபூதங்கள் சீராக மறுபடியும் இயங்க ஆரம்பித்து விட்டால் உடல் இயல்பிற்குத் திரும்பும். மறுபடியும் கழிவுகள் தேங்காமல் இயற்கை விதிகளை- உடலின் தேவைகளை மீறாமல் பார்த்துக் கொண்டால் முழுமையாக நோய்களில் இருந்து விடுபடலாம்.

எட்டாயிரம் வருடங்களுக்கு முன்பே தோன்றிய அக்குபங்சர் மருத்துவத்தில் கூறப்படும் பஞ்சபூதத் தத்துவம் இது தான். உடலின் ஒருங்கிணைந்த இயக்கத்தையும், பஞ்சபூதத் தத்துவத்தையும் புரிந்து கொண்டுள்ளோம்.

பஞ்சபூதங்கள் சீர்கெட்டால் உடலில் பல்வேறு அறிகுறிகள் தோன்றுகின்றன. இவற்றைத்தான் நாம் நோய் என்று வெவ்வேறு பெயர்களில் அழைக்கிறோம். நம்மைப் பொறுத்தவரை நோய் என்பதை விட அவற்றை உடலின் அறிகுறிகளாகவே கொள்ள வேண்டும்.

உடலில் தோன்றும் அறிகுறிகளைக் கொண்டு, எந்த பஞ்சபூதம் சீர்கெட்டுள்ளது என்பதை அறிவது தான் கேட்டறிதல் முறை. அதிலும் மிக எளிமையான கேட்டறிதல் முறையை நாம் கற்கப்போகிறோம்.

இந்த எளிமையான கேட்டறிதல் முறையை அறிமுகம் செய்தவர்- அக்கு ஹீலர் முரளி கிருஷ்ணன். பஞ்சபூதத் தத்துவங்களின் அடிப்படையில் எல்லா மூலகங்களின் அனைத்து விதமான இயக்கங்களையும் அறிந்து- அதில் ஏற்படும் மாறுபாடுகளைக் கண்டறியும் கேட்டறிதல் முறையின் அடிப்படையில் இந்த எளிமையான கேட்டறிதல் முறையை அறிமுகம் செய்தார் கோவையைச் சேர்ந்த அக்கு ஹீலர் கிருஷ்ணன்.

அதென்ன எளிமையான கேட்டறிதல். அவ்வளவு எளிமையாகவா இருக்கும்? வாருங்கள் அதையும் பார்த்து விடலாம்.

12

உடலின் பஞ்சபூதச் சீர்கேட்டை எளிமையாக அறிந்து கொள்வது எப்படி?

இந்தக் கேள்விக்கான விடையைத் தெரிந்து கொள்வதற்கு முன்னால் முக்கியமான இன்னொரு விஷயத்தை நாம் உணர்ந்து கொள்ள வேண்டும்.

நம்முடைய உடல் இரண்டு விதமான வேலைகளைச் செய்கிறது. ஒன்று உட்கிரகித்தல். இன்னொன்று - வெளியேற்றுதல். உடலின் அடிப்படை இயக்கமே இவைதான்.

உணவு சாப்பிடுகிறோம் - இது உட்கிரகித்தல். மலம் கழிக்கிறோம் - இது வெளியேற்றுதல். தண்ணீர் அருந்துகிறோம் - இது உட்கிரகித்தல். சிறுநீர் கழிக்கிறோம்- இது வெளியேற்றுதல்.

சுவாசத்தில் மூச்சை உட்கிரகிக்கிறோம். நச்சுக் காற்றை வெளியேற்றுகிறோம். இப்படித்தான் நம்முடைய உடலில் அமைந்துள்ள எல்லா உயிரணுக்களுமே வேலை செய்கின்றன. உயிரணுக்களின் உணவுத் தேவையைத்தான் நாம் பசியாக, தாகமாக உணர்கிறோம். அவற்றின் கழிவு வெளியேற்றத்தைத் தான் கழிவு நீக்கமாக உணர்கிறோம்.

ஆக, உயிரணு அல்லது உடல் தனக்குத் தேவையானவற்றை உட்கிரகிக்கிறது. இதை ஆங்கிலத்தில் அப்சர்வேஷன் (Absorvation) என்கிறார்கள். தனக்குத் தேவையில்லாத கழிவுகளை வெளியேற்று கிறது. இதை ஆங்கிலத்தில் எலிமினேஷன் (Elemination) என்கிறார்கள். இது இயல்பான உடலின் பணி.

நம் இயற்கை மீறல்களால் உடலின் தேவைக்கு செவி சாய்க்காமல் நம் இஷ்டத்திற்கு உட்கிரகிப்பைச் செய்கிறோம். அப்படிச் செய்வதால் உடலின் சமநிலை பாதிக்கிறது. வெளியேற வேண்டிய கழிவுகள் உள்ளேயே தங்குகின்றன. இது தான் கழிவுத் தேக்கம். வெளியேற வேண்டிய கழிவுகள் உடலில் தேங்கிவிட்டால் பஞ்சபூதங்களில் சமநிலை குலைகிறது. தொந்தரவுகள் தோன்ற ஆரம்பிக்கின்றன.

இந்த உட்கிரகித்தல்- வெளியேற்றுதல் இயக்கத்தைத்தான் திருக்குறள் இவ்வாறு கூறுகிறது.

மருந்தென வேண்டாவாம் யாக்கைக்கு அருந்தியது
அற்றது போற்றி உணின்.

உடலின் தேவையை அறிந்து உட்கிரகிப்பதும், கழிவுகள் வெளியேற துணை நிற்பதும் மருந்துகள் தேவையில்லாத ஆரோக்கிய நிலையை உடலில் ஏற்படுத்தும் என்கிறார் வள்ளுவர்.

இதையே ஆயுர்வேத மருத்துவம் கூறுகிறது - “மலச்சிக்கலும், அஜீரணமும் சுடுகாட்டுத் தேரின் இரண்டு சக்கரங்கள்.” உடலின் தேவையைக் கருத்தில் கொள்ளாமல் உணவு உண்பதால் ஏற்படும் அஜீரணம், கழிவுகள் வெளியேற்றப்படாமல் தோன்றும் மலச்சிக்கல் இரண்டும் தான் எல்லா நோய்களுக்குமான அடிப்படைக் காரணம்.

இதைத்தான் கணியன் பூங்குன்றனார் கூறுகிறார் - “தீதும் நன்றும் பிறர் தர வாரா” . நம்முடைய நோய்களையும் நாமே சம்பாதித்துக் கொள்கிறோம். நலம் பெறுவதற்கான வழிகளும் நம்பிடமே இருக்கின்றன.

இப்போது புரிந்து விட்டது... நம் நோய்களுக்கு என்னகாரணம் என்பது. இனிமேல் உடலின் தேவைகளைச் சரியாகப் பின்பற்றி விடுவோம். ஆனால் ஏற்கனவே இயற்கை விதிகளை , உடலின் தேவைகளை மீறியதன் விளைவாகத் தோன்றிய தொந்தரவுகளை என்ன செய்யலாம்?

இப்படி நாம் ஏற்கனவே சேமித்து வைத்த கழிவுகளின் தேக்கம் - உடலின் பஞ்சபூத இயக்கத்தைப் பாதித்து அறிகுறிகளைத் தோற்றுவித்திருக்கும். அந்த அறிகுறிகளைக் கூர்ந்து கவனித்து எந்த மூலகத்தின் இயக்கம் பாதித்திருக்கிறது என்று கண்டுபிடித்துவிட

முடியும்.

அதெல்லாம் சரி தான். ஐந்து மூலகங்களின் இயக்கக் குறைவை - சமநிலை பாதிப்பை நாம் அறிந்து கொள்ளலாம். ஆனால் அவற்றை எப்படி மறுபடி சரியாக இயங்க வைப்பது ? இங்குதான் அக்குபங்சர் மருத்துவத்தின் புள்ளிகளின் வேலையே தொடங்குகிறது.

நம்முடைய உடலில் அமைந்துள்ள அக்குபங்சர் புள்ளிகள் எவ்விதம் இயங்குகின்றன என்பதைத் தெரிந்து கொண்டு, அதன் பிறகு மூலக பாதிப்பை எப்படிக் கண்டுபிடிப்பது என்று அறிந்து கொள்ளலாம்.

நம்முடைய உடலில் ஒவ்வொரு வியர்வைத் துவாரமும் ஒவ்வொரு புள்ளியாகும். இந்தப் புள்ளிகள் மூலம் தோல் சுவாசம் நடை பெறுகிறது. மூக்கு மூலம் நடை பெறும் சுவாசத்தில் ஆக்சிஜன் (உயிர்வளி) பெறப்படுவதைப் போல, தோல் மூலம் நடை பெறும் சுவாசத்தில் பிரபஞ்ச சக்தி பெறப்படுகிறது.

நம்முடைய அடிப்படைத் தேவைகளான உணவு, காற்று, நீர் ..... என்பதோடு பிரபஞ்ச சக்தியும் முக்கிய இடத்தைப் பிடிக்கிறது. உடலின் அன்றாட வேலைகளுக்கு உணவும், காற்றும், நீரும் அவசியமானவை.

பிரபஞ்ச சக்திதான் அன்றாட வேலைகளையும் தாண்டி, உடலின் பராமரிப்பு வேலைகளுக்கான பிரதான சக்தியாக நிற்கிறது.

இந்த பிரபஞ்ச சக்தி தோலின் எல்லா துளைகளின் வழியே ஈர்க்கப்பட்டாலும், தனித்தனி உள்ளுறுப்புகளுக்கான சக்தி நாளங்கள் (பிரபஞ்ச சக்தி உட்செல்லும் பாதை) 14 அமைந்துள்ளன. ஒவ்வொரு உள்ளுறுப்பிற்கான தனித்தனியான சக்தி நாளங்களில் சக்திப் புள்ளிகள் அமைந்துள்ளன. உடல் முழுதும் சக்தி நாளங்களால் இணைக்கப்பட்ட புள்ளிகள் 341 இடங்களில் அமைந்துள்ளன. இவை தான் அக்குபங்சர் புள்ளிகள் ஆகும்.

சக்தி நாளங்களும், சக்திப் புள்ளிகளும் கண்ணிற்குத் தெரியாதவை. பல்லாயிரம் ஆண்டுகளுக்கு முன்பே உணரப் பட்டவை. இவற்றை விஞ்ஞானிகள் கண்டுபிடிக்க முயற்சித்து வருகிறார்கள். கிர்லியன் கேமிரா, அக்குகிராபி ... போன்ற கருவிகள் அக்குபங்சர் புள்ளிகளை அவ்வப்போது அடையாளம்

காட்டினாலும் மனித உணர்வுகளால் மட்டுமே அவற்றை முழுமையாக அறிய முடிகிறது. அக்குபங்சர் செயல்படும் விதம் தொடர்பான விஞ்ஞான ரீதியான "தியரிகள்" நூற்றுக்கணக்கில் எழுதப்பட்ட் பின்பும், அதன் முழுமையான இயக்கத்தை உணர மட்டுமே முடிகிறது.

ஒவ்வொரு உள்ளுறுப்பும் தன் சக்தி நாளங்களின் மூலம் பிரபஞ்சத்திலிருந்து சக்தியைப் பெற்றுக் கொள்கிறது. இதை சற்று விரிவாகக் காண்போம். நுரையீரல் என்ற உள்ளுறுப்பிற்கு ஒரு சக்தி நாளமும், அதில் 11 புள்ளிகளும் உள்ளன. பிரபஞ்ச சக்தியை உட்கிரகிக்கும் வேலையை சக்தி நாளத்தின் மூலகப் புள்ளிகள் (Element Points) ஐந்தும் செய்கின்றன. இந்த 5 புள்ளிகள் மூலம் கிரகிக்கப்பட்டு கிடைத்த முழுமையான பிரபஞ்ச சக்தி, நாளத்தின் வழியே நுரையீரலை அடைகிறது. சக்தியை கிரகித்துத் தரும் மூலகப் புள்ளிகளிலிருந்து உள்ளுறுப்பு வரை பல சிறு புள்ளிகள் அமைந்துள்ளன. இவை மின்சாரத்தை நீண்ட தூரம் வயர் மூலம் கடத்த உதவும் ஆம்பியர் (Amps) போன்று பயன்படுகிறது. இச்சிறு புள்ளிகள் சக்தி நாளத்தின் நீளத்தைப் பொறுத்து எண்ணிக்கையில் கூடுதலாகவும், குறைவாகவும் அமைந்துள்ளன.

இச்சிறு புள்ளிகள் இயக்கத்தில் பாதிப்பு ஏற்படுவதில்லை. ஏனெனில், மூலகப் புள்ளிகளால் கிரகிக்கப்பட்ட சக்தி சிறு புள்ளிகளின் வழியே கடத்தப்படுவதால் - அவை எப்போதும் பராமரிக்கப்படுகின்றன.

மூலகப் புள்ளிகளில் ஏற்படும் இயக்கக் குறைவு பிரபஞ்ச சக்தி கிரகிப்பைப் பாதிக்கிறது. மூலகப் புள்ளிகளில் ஏன் இயக்கத் தடை ஏற்படுகிறது ?

உடலில் தோன்றும் எல்லாவிதமான நோய்களுக்கும் காரணம் - நம் இயற்கை விதி மீறலால் ஏற்படும் கழிவுகளின் தேக்கம்தான் என்பதை ஏற்கனவே அறிந்தோம். அப்படி, எந்த உறுப்பில் கழிவுகள் தேக்கம் ஏற்படுகிறதோ அந்த உறுப்பும் - அதன் சக்தி நாளமும், மூலகப் புள்ளியும் பாதிப்படைகின்றன. உள்ளுறுப்பைப் பராமரிக்க வேண்டிய பிரபஞ்ச சக்தி இந்நிலையில் முழுமையாக உட்கிரகிக்கப்படுவதில்லை.

எந்த மூலகம் பாதிப்படைந்துள்ளது என்பதை நோயறிதல் முறை மூலம் அறிந்து, குறிப்பிட்ட மூலகப் புள்ளியைத் தூண்டுவதே

சிகிச்சையாகும். குறைபாடு ஏற்பட்டுள்ள மூலகப் புள்ளியை ஒருசில வினாடிகள் தொடுவதன் மூலம் அல்லது ஊசியால் தூண்டுவதன் மூலம் அதன் இயக்கம் சீரடைகிறது. மூலகப் புள்ளிகளால் கிரகிக்கப்படும் முழுமையான பிரபஞ்ச சக்தி - உள்ளுறுப்பிற்கு கிடைக்கும் போது, அது தன்னைச் சீரமைத்துக் கொண்டு கழிவுகளை வெளியேற்றி நலம் பெறுகிறது.

நம் இயற்கை விதி மீறலால் தோன்றும் கழிவுகள் உள்ளுறுப்புக்களையும், அதன் மூலகத்தையும், சக்தி நாளங்களையும் பலவீனப்படுத்துகிறது. கழிவுகள் தொடர்ந்து தேங்குமானால், ஒரு மூலகத்தின் பாதிப்பு - பிற மூலகங்களுக்கும் பரவுகிறது.

முறையான அக்குபங்சர் சிகிச்சை உள்ளுறுப்புக்களை பலப்படுத்தி ஆரோக்கியத்தை மீட்கிறது. இவ்வாறு 14 சக்தி நாளங்களில் ஐந்து, ஐந்தாக மூலகப் புள்ளிகள் அமைந்துள்ளன. இவைகள் தான் நம் சிகிச்சைக்கான புள்ளிகள் ஆகும்.

சரி... ஐந்து மூலகங்களில் எந்த மூலகம் பாதிப்படைந்துள்ளது என்பதை எப்படிக் கண்டுபிடிப்பது என்று பார்க்கலாமா ?

●●●

13

நம்முடைய இயற்கை விதி மீறல்களால் கழிவுகள் உடலின் உள்ளுறுப்புகளில் தேக்கமடைகின்றன. கழிவுகள் எந்த உறுப்புகளில் தேங்குகின்றனவோ அந்த உள்ளுறுப்பு சார்ந்த மூலகம் பாதிப்படைகிறது. பஞ்சபூதங்களின் - மூலகங்களின் சமநிலை கெடுகிறது. மூலகங்களின் சமநிலைக் குலைவால் பிரபஞ்ச சக்தியை ஈர்க்க வேண்டிய அக்குபங்சர் புள்ளிகள் சரிவர இயங்குவதில்லை. எந்த மூலகம் பாதிப்படைந்திருக்கிறது என்று கண்டுபிடித்து, அந்த குறிப்பிட்ட மூலகத்திற்கு சக்தியளிக்கும் புள்ளியை தொட்டுத் தூண்டி விடுவதுதான் சிகிச்சை.

எந்த மூலகம் பாதிப்படைந்திருக்கிறது என்று எவ்வாறு கண்டுபிடிப்பது?

நம்முடைய உடல் உட்கிரகித்தல் மற்றும் வெளியேற்றுதல் என்ற இரண்டு வேலைகளைத் தொடர்ந்து செய்து கொண்டே இருக்கிறது என்பதைப் பார்த்தோம். நம்முடைய உட்கிரகித்தலில் - அதாவது உடலின் தேவைகளுக்கு பதில் சொல்வதில் ஏற்படும் மாறுபாடுகள் தான் உடலில் கழிவுகள் தேங்க அடிப்படைக் காரணம் என்பதையும் புரிந்து கொண்டுள்ளோம்.

நம் உடலில் ஏற்படும் எல்லா தொந்தரவுகளுமே - வெளியேற்றத்தில் தான் நடைபெறுகிறது. நாம் இயற்கை விதி மீறல்கள் மூலம் உட்கிரகித்தலைக் கெடுக்கிறோம். அதன் விளைவாக உடலின் இன்னொரு வேலையான வெளியேற்றம் பாதிப்படைகிறது. இதுதான் கழிவுகள் தேங்குவதற்கான மூல காரணம்.

இந்த இரண்டு இயக்கங்களில் எதைச் சரி செய்தால் - எல்லாம்

சரியாகும்?

நம் கட்டுப்பாட்டில் உள்ள உட்கிரகித்தலை சரி செய்வதன் மூலம் - வெளியேறும் இயக்கத்தைச் சீர்படுத்தலாம்.

கழிவுகள் வெளியேறாமல் தேங்குவதுதான் உடலில் தோன்றும் எல்லா நோய்களுக்கும் காரணம். கழிவுகள் தேங்கும் போது வெளியேறும் இயக்கம் மட்டும் பாதிப்படைவதில்லை, உட்கிரகிக்கும் இயக்கமும் பாதிப்படைகிறது. ஏனென்றால் கழிவுகள் வெளியேறினால்தானே உட்கிரகித்தல் நடக்கும்.

நாம் உட்கிரகித்தலில் ஏற்படுத்திய பிரச்சினை - வெளியேற்றத்தைப் பாதித்து, அதுவே உட்கிரகித்தலையும் பாதிக்கிறது.

உதாரணமாக, நமக்கு மலச்சிக்கல் ஏற்பட்டுள்ளது என்றால் பசி எடுக்குமா ? மலம் கழிகிற வரைக்கும் பசி ஏற்படாது. ஏனென்றால் கழிவுகள் வெளியேற்றப்பட்டால் தான் உட்கிரகித்தல் சீராக நடைபெறும்.

நம் உடல் பஞ்சபூதங்களால் ஆனது என்பதையும் பார்த்தோம். ஒவ்வொரு பூதத்திற்கும் - மூலகத்திற்கும் தனித்தனியான உட்கிரகிக்கும் இயக்கம் இருக்கின்றன. உதாரணமாக, நிலம் என்னும் மூலகம் பாதிப்படைந்தால் அதன் உட்கிரகிக்கும் இயக்கமான பசி பாதிக்கப்படும். ஒரு நபருக்கு பசியில் பாதிப்பு ஏற்பட்டிருக்குமானால் அவருடைய உடலில் நிலம் மூலகம் பாதிக்கப்பட்டிருக்கிறது என்று பொருள்.

இவ்வாறு ஒவ்வொரு மூலகத்திற்கும் தனித்தனியான உட்கிரகித்தல் இயக்கம் இருக்கிறது. அவற்றை மட்டும் கேட்டறிந்து பாதிப்படைந்த மூலகத்தைக் கண்டுபிடிக்கும் முறைதான் எளிமையான கேட்டறிதல். உண்மையிலேயே எளிமையான முறைதான் இல்லையா?

மறுபடியும் ஒரு முறை நினைவுபடுத்திக் கொள்வோம்.

நம் உடலில் என்ன விதமான தொந்தரவுகள் ஏற்பட்டாலும் அதற்குக் காரணம் நாம் தான். நம் உட்கிரகித்தலில் நாம் ஏற்படுத்திய இயற்கை விதி மீறல்கள் தான். அதன் விளைவுகளாக கழிவுகள் உள்ளுறுப்புகளில் தேங்கிவிடுகின்றன. அதை வெளியேற்றுவதற்காக உடலில் நடக்கும் போராட்டமே தொந்தரவுகளாக நமக்குத் தெரிகின்றன. நோய்களுக்கு விதம்

விதமான பெயர்களை வைத்து நாம் அழைத்தாலும் - அதன் மூல காரணம் நம்முடைய பழக்க வழக்கங்கள் தான்.

நம்முடைய பழக்க வழக்கங்களை ஒழுங்குபடுத்தும் போது, புதிய கழிவுகள் உடலில் தேங்குவதில்லை. ஏற்கனவே தேங்கிய கழிவுகளை வெளியேற்றுவதில் உதவி செய்ய - பாதிப்படைந்த மூலகத்தை எளிமையாகக் கண்டறிந்து, பிரபஞ்ச சக்தியை கிரகித்து குறிப்பிட்ட உள்ளுறுப்பிற்கு அளிக்கும் புள்ளியைத் தூண்டி உதவுகிறோம். சக்தி பெற்ற உள்ளுறுப்பு தன் கழிவுகளை வெளியேற்றத் தொடங்குகிறது. பஞ்சபூத இயக்கம் சமநிலை அடைகிறது.

இதில் நாம் செய்ய வேண்டிய வேலைகள் இரண்டு. ஒன்று - பழக்க வழக்கங்களை ஒழுங்குபடுத்திக் கொள்வது. இரண்டு - ஏற்கனவே பாதிப்படைந்த உள்ளுறுப்பை, மூலகத்தைக் கண்டறிந்து அதற்கு சக்தியளிக்கும் புள்ளியைத் தூண்டுவது.

எந்த மூலகம் பாதிப்படைந்திருக்கிறது என்று கண்டுபிடிக்கும் பரிசோதனைக்குத் தயாரா ?

1. நெருப்பு மூலகம் பாதிப்படையும் போது - தூக்கம் பாதிப்படையும்.
2. நிலம் மூலகம் பாதிப்படையும் போது - பசி பாதிப்படையும்.
3. காற்று மூலகம் பாதிப்படையும் போது - சுவாசம் பாதிப்படையும்.
4. நீர் மூலகம் பாதிப்படையும் போது - தாகம் பாதிப்படையும்.
5. மரம் மூலகம் பாதிப்படையும் போது - உடலே பாதிப்படையும்.

நெருப்பு, நிலம், காற்று, நீர் ... போன்ற மூலகங்களின் பாதிப்பைக் கண்டுபிடிக்கும் அறிகுறிகள் தெளிவாக இருக்கின்றன. ஆனால் மரம் மூலகம் பாதித்தால் உடலே பாதிக்கும் என்பதை எப்படிப் புரிந்து கொள்வது ?

இதுதானே உங்கள் கேள்வி. வாருங்கள் அதற்கும் பதில் தேடுவோம்.

14

மரம் மூலகம் என்பது நம் முழு உடலைக் குறிக்கும். உடலில் தோன்றும் எல்லா விதமான தொந்தரவுகளும் மரம் மூலக பாதிப்பை உணர்த்துகின்றன.

மரம் மூலகம் உடலின் தசைகளுக்கும், தசைநார்களுக்கும் சக்தியளிக்கின்றது. உடலில் நச்சை அகற்றும் வேலையைச் செய்கிறது. அதனால் மரம் மூலகம் சீர்கெடும் போது உடலில் தோன்றும் அனைத்துவிதமான தொந்தரவுகளும் தோன்றுகின்றன.

உதாரணமாக, நம் உடலில் எங்கோ ஒரு பகுதியில் வலி ஏற்படுகிறது. இதை வெளிப்படுத்துவது தசைநார்களும், நரம்புகளும் தான். எனவே இதை மரம் மூலக பாதிப்பாக எடுத்துக் கொள்ளலாம். அதே போல, எல்லா தொந்தரவுகளுமே வெளிப்படுவது தசைகள், நரம்புகள் மூலம் தான். எனவே தான் எளியமுறைக் கேட்டறிதலில் எல்லா தொந்தரவுகளையுமே மரம் மூலக பாதிப்பாகவே கணக்கிடுகிறோம்.

சரி ... இந்த அறிகுறிகளை வைத்து எப்படி பாதிப்படைந்த மூலகத்தைக் கண்டறிவது ?

மூலகம்		அறிகுறி
நெருப்பு	-	தூக்கம்
நிலம்	-	பசி
காற்று	-	சுவாசம்
நீர்	-	தாகம்
மரம்	-	தூக்கம், பசி, சுவாசம், தாகம் போன்றவை தவிர ஏற்படும் உடலின் அனைத்துத் தொந்தரவுகளும்

இந்த அடிப்படையில் நாம் பாதிப்படைந்த மூலகத்தைக் கண்டறிந்து விட முடியும்.

எப்படிக் கண்டறிவது ?

ஓர் உதாரணம் மூலம் புரிந்து கொள்ளலாம். ஒரு நபருக்கு உடலில் பல தொந்தரவுகள் உள்ளன. இப்போது அவரிடம் நாம் நான்கு கேள்விகளைக் கேட்க வேண்டும்.

1. தூக்கம் எப்படி இருக்கிறது ?
2. பசி எப்படி இருக்கிறது ?
3. தாகம் எப்படி இருக்கிறது ?
4. சுவாசம் எப்படி இருக்கிறது ?

உடலில் தோன்றும் தொந்தரவுகளை அவரே சொல்லிவிடுவதால் மரம் மூலகம் பாதித்துள்ளதை நாம் அறிந்து கொள்ள முடியும். மேற்கண்ட நான்கு கேள்விகளுக்கும் அவர் நன்றாக இருக்கிறது என்று பதில் சொன்னால் எந்த மூலகம் பாதித்திருக்கும் ?

தூக்கம் சரியாக இருப்பதால் - நெருப்பு மூலகமும், பசி சரியாக இருப்பதால் - நிலம் மூலகமும், சுவாசம் சரியாக இருப்பதால் - காற்று மூலகமும், தாகம் சரியாக இருப்பதால் - நீர் மூலகமும் சரியாக இருக்கிறது என்பதை நாம் அறிந்து கொள்கிறோம். இவை நான்கும் சரியாக இருக்கும் நிலையில் உடலில் தொந்தரவுகள் தோன்றுகின்றன என்றால் அது மரம் மூலகத்தின் பாதிப்பாகத் தான் இருக்கும். சரி தானே ?

மேற்கண்ட கேள்விகளுக்கு கூறும் பதிலை வைத்து மூலகச் சீர்கேட்டை முழுமையாக அறிய முடியுமா ? நிச்சயமாக அறிய முடியும்.

பசி, தூக்கம், தாகம் - போன்றவை அதிகமானாலோ, குறைந்து போனாலோ குறிப்பிட்ட மூலகம் பாதிப்படைந் திருக்கிறது என்று அர்த்தம். மிகினும், குறையினும் நோய் அல்லவா? வழக்கமாக இருப்பதைவிட அதிகமாக, குறைவாக என்று தொந்தரவு உள்ள நபர் கூறுவதுதான் நோய் அறிதலின் அடிப்படை.

சுவாசம் தொடர்பான பிரச்சனை உள்ளவர்கள் மூச்சுவிட சிரமமாக இருக்கிறது என்றோ, மூச்சிறைப்பு வருகிறது என்றோ

கூறுவார்கள். எனவே காற்று மூலகச் சீர்கேட்டை அறிவதும் எளிமையானது தான்.

இந்த நான்கு மூலகங்கள் தொடர்பான தொந்தரவுகள் தவிர வேறு எந்தத் தொந்தரவுகள் உடலில் தோன்றினாலும் அது மரம் மூலகத்தின் சீர்கேடுதான் என்பதை நாம் அறிந்து கொள்ள வேணடும்.

இன்னும் சில உதாரணங்களைப் பார்க்கலாம்.

1. ஒரு நபருக்கு தூக்கம் சரியாக இல்லை. பசி, தாகம், சுவாசம் பிற தொந்தரவுகள் எதுவும் இல்லை. அப்படியானால் அவருக்கு எந்த மூலகம் பாதிப்படைந்திருக்கும் ?

   சந்தேகமே இல்லை - நெருப்பு மூலகம் தான்.

2. ஒரு நபருக்கு எப்போது பார்த்தாலும் பசி இருந்து கொண்டேயிருக்கிறது. தூக்கம், தாகம், சுவாசம், பிற உடல் தொந்தரவுகள் எதுவும் இல்லை. இவருக்கு பாதிப்படைந்திருப்பது - நிலம் மூலகம் தான்.

3. ஒருவருக்கு எவ்வளவு தண்ணீர் குடித்தாலும் தாகம் தணிவதேயில்லை. ஆனால் பசி, சுவாசம், தூக்கம், உடல் தொந்தரவுகள் எதுவும் இல்லை. இப்போது என்ன மூலகம் சீர்கெட்டுள்ளது ? சரிதான் - நீர் மூலகம்.

4. இன்னொருவர் மலச்சிக்கலால் சிரமப்படுகிறார். அவருக்கு பசி, தூக்கம், தாகம், சுவாசம் போன்றவற்றில் பிரச்சினைகள் இல்லை. இது என்ன மூலக பாதிப்பு? நாம் ஏற்கனவே அறிந்திருக்கிறோம் பசி, தூக்கம், தாகம், சுவாசம் தவிர்த்த அனைத்துத் தொந்தரவுகளும் மரம் மூலகம் சார்ந்தவை. எனவே இது மரம் மூலம் பாதிப்பு தான்.

... இங்கே இன்னொரு விஷயத்தையும் நாம் நினைவிற் கொள்ள வேண்டும். மரம் மூலகத்தின்பாதிப்புகளில் எத்தனை சொன்னாலும் - அது மரம் மூலக பாதிப்பைத்தான் குறிக்கும். அதவாது, மரம் மூலக அறிகுறிகளாக முழு உடலிலும் ஒன்றுக்கு மேற்பட்ட எண்ணற்ற தொந்தரவுகள் கூறப்பட்டாலும் குழம்ப வேண்டியதில்லை. பிற மூலகங்களின் அறிகுறிகள் இல்லாமல் வேறு உடல் தொந்தரவுகள் எத்தனை கூறப்பட்டாலும் அது மரம் மூலகச் சீர்கேடுதான் என்பதைப் புரிந்து கொண்டால் கேட்டறிதலில் குழப்பம் ஏற்படாது.

இவ்வாறு ஒரு மூலகத்தில் ஏற்படும் சீர்கேட்டை நாம் கண்டுபிடிக்கிறோம். அடுத்து என்ன செய்வது ? சிகிச்சை தான். நம் உடலில் அமைந்துள்ள சக்தி நாளங்களில் ஒவ்வொரு மூலகத்திற்கும் ஒரு அக்குபங்சர் புள்ளி அமைந்திருக்கும். அதைத் தூண்டி சிகிச்சை அளிக்க வேண்டும்.

உதாரணமாக, ஒரு நபருக்கு நிலம் மூலகத்தின், சீர்கேட்டைக் கண்டறிந்திருக்கிறோம் என்று வைத்துக் கொள்ளலாம். அவருக்கான சிகிச்சைப் புள்ளியை எப்படித் தேர்வு செய்வது ?

நிலம் மூலகத்தின் முக்கிய உள்ளுறுப்பு எது ? நாம் ஏற்கனவே பார்த்த பாடம் நினைவுக்கு வருகிறதா? மண்ணீரல். இந்த மண்ணீரல் சக்திநாளத்தில் அமைந்துள்ள நிலப்புள்ளியில் தான் நாம் சிகிச்சை அளிக்க வேண்டும். இதை அக்குபங்சர் மருத்துவத்தில் சொந்தப்புள்ளி என்று கூறுவார்கள்.

அதென்ன சொந்தப்புள்ளி ?

நிலம் மூலகத்தின் உள்ளுறுப்பான மண்ணீரலில் அமைந்துள்ள நிலப்புள்ளி என்பதால் - சக்தி நாளமும் நிலம், புள்ளியும் நிலம் என்பதால் இது சொந்தப்புள்ளி என்று அழைக்கப்படுகிறது.

இதே மண்ணீரல் சக்திநாளத்தில் இன்னும் எத்தனை புள்ளிகள் அமைந்திருக்கும் ?

மொத்தம் ஐந்து புள்ளிகள் அமைந்திருக்கும். நெருப்புப் புள்ளி, நிலப்புள்ளி, காற்றுப் புள்ளி, நீர்ப்புள்ளி, மரப்புள்ளி.

அதே போல, இன்னொரு நபருக்கு - காற்று மூலகம் சீர்கெட்டிருக்கிறது என்று கண்டறிகிறோம். இவருக்கு எந்தப் புள்ளியில் சிகிச்சை அளிப்பது ?

காற்று மூலகத்தின் முக்கிய உள்ளுறுப்பு எது ? நுரையீரல் - நுரையீரல் சக்தி நாளத்தில் அமைந்துள்ள காற்றுப் புள்ளியில் - அதாவது சொந்தப் புள்ளியில் - சிகிச்சை தர வேண்டும்.

இதே போலத்தான் எந்த மூலகம் பாதிப்படைந்திருக்கிறதோ அது சார்ந்த உறுப்பின் சக்திநாளத்தில் பாதிப்படைந்த மூலகத்தின் புள்ளியைத் தேர்வு செய்ய வேண்டும்.

சொந்தப் புள்ளிகளின் பட்டியலை ஒரு முறை பார்த்து

விடுவோமா ?

மூலகத்தின் பெயர்	சக்திநாளம்	புள்ளி
நெருப்பு	இதயம்	நெருப்புப்புள்ளி
நிலம்	மண்ணீரல்	நிலப்புள்ளி
காற்று	நுரையீரல்	காற்றுப்புள்ளி
நீர்	சிறுநீரகம்	நீர்ப்புள்ளி
மரம்	கல்லீரல்	மரப்புள்ளி

ஒவ்வொரு உறுப்பின் சக்திநாளத்திலும் சொந்தப்புள்ளி தவிர, பிற மூலகங்களின் புள்ளிகள் காணப்படும் என்பதை மறந்துவிடக்கூடாது. நமக்கு எந்தப் புள்ளியில் சிகிச்சை தேவைப்படுகிறதோ அதை மட்டும் தூண்டினால் போதும். தேவையற்ற பிற புள்ளிகளைத் தூண்ட வேண்டியதில்லை.

இதுவரை நாம் பார்த்தது ஒரு நபருக்குத் தோன்றும் ஒரே ஒரு மூலகப் பாதிப்பு. ஒரே நபருக்கு இரண்டு மூலகத்தின் பாதிப்பு கூட ஏற்பட வாய்ப்புண்டு. அதை எவ்வாறு அறிவது ?

●●●

15

ஒரு நபருக்கு ஒரு மூலகம் பாதிப்படைந்தால் அதே மூலகத்தைச் சார்ந்த உள்ளுறுப்பின்சக்தி நாளத்தில் அமைந்துள்ள சொந்தப்புள்ளியைத் தூண்ட வேண்டும் என்பதை அறிந்தோம்.

ஒரே நபருக்கு இரண்டு மூலகங்களில், அல்லது இரண்டிற்கும் மேற்பட்ட மூலகங்களில் பாதிப்பு ஏற்பட்டிருந்தால் எப்படி புள்ளியைத் தேர்வு செய்வது?

இரண்டு புள்ளிகளில் சிகிச்சை அளிக்கலாமா? என்ற கேள்வி இப்போது உங்களுக்கு ஏற்பட்டிருக்கும். அக்குபங்சர் சிகிச்சை என்பது மிகச்சரியான ஒரே ஒரு புள்ளியைத் தேர்வு செய்து சிகிச்சை அளிப்பது தான். எனவே ஒன்றிற்கு மேற்பட்ட புள்ளிகளை எப்போதும் சிகிச்சை அளிக்கக் கூடாது.

அக்குபங்சர் என்பது அக்யூட்டஸ் + பங்சுரா. அதாவது மிகச்சரியான தூண்டுதல்.

மிகச்சரியானது ஒன்று இருக்குமா? அல்லது ஒன்றிற்கு மேற்பட்டதாக இருக்குமா? எப்போதும் மிகச்சரியானது என்பது ஒன்று மட்டும்தான். ஒரு புள்ளியைத் தாண்டி நம் சிந்தனை போகிறது என்றால் நாம் இன்னும் மிகச்சரியான புள்ளியைக் கண்டுபிடிக்கவில்லை என்று அர்த்தம்.

ஒரு சிறந்த அக்குபங்சர் ஹீலர் எப்போதும் ஒன்றிற்கு மேற்பட்ட புள்ளிகளில் சிகிச்சை அளிக்க மாட்டார். சரி, அப்படி இரண்டு புள்ளிகளில் சிகிச்சை அளித்தால்தான் என்ன?

உலகில் உள்ள ஒவ்வொன்றையும் மரபுவழி அறிவியல்

தனித்தனிப் பிரிவுகளாகப் பட்டியல் இடுகிறது. அதில் முக்கியப் பிரிவுகள் மூன்று. ஒன்று, அருவம் - அதாவது கண்ணிற்குத் தெரியாதவை. இரண்டு, உருவம் - நேரடியாகப் பார்க்க முடிபவை. மூன்று, அருவமும், உருவமும் இணைந்தவை.

இந்த மூன்று பிரிவுகளில் மனிதன் மூன்றாவது பிரிவைச் சார்ந்தவன். அதாவது பார்க்க முடிகிற உடலையும், பார்க்க முடியாத மனதையும் கொண்டவன். எனவே மனிதன் - அருவுருவம்.

உடலும், மனமும் இணைந்த மனிதன் செய்யும் ஒவ்வொரு விஷயத்திலும் வெளிப்படையான வேலையும், உளப்பூர்வமான செயலும் இணைந்தே இருக்க வேண்டும். அப்போதுதான் அச்செயல் முழுமையடையும்.

உதாரணமாக, இப்போது இந்த நூலைப் படித்துக் கொண்டிருக்கிறீர்கள். இது கண்ணுடைய வேலை மட்டுமா? மனதின் ஈர்ப்பு இருக்க வேண்டுமல்லவா? அப்படி கண்ணுடைய வேலையாக மட்டும் இது இருந்தால் - மனதில் பதியாது. படிக்கவே முடியாது.

அதேபோல, சாதாரணமாக நாற்காலியைத் தூக்கிப் போடும் வேலையாக இருந்தாலும் மன ஒன்றுதல் இல்லாமல் நாம் செய்தால் என்ன ஆகும் ? அந்தச் செயலைப் பார்க்கும்போதே தெரியும் அது ஏனோ, தானோவென்று செய்யப்பட்டிருக்கிறது என்று. இவ்வாறு மனிதன் செய்யும் ஒவ்வொரு விஷயத்திலும் புறம் - அகம் என்ற இரண்டின் கலப்பு அவசியம்.

எல்லா மருத்துவத்திலும், குறிப்பாக அக்குபங்சர் மருத்துவத்தில் இந்த ஒன்றுதல் மிக அவசியம். இதைத் தான் அக்யூடஸ் என்ற சொல் குறிக்கிறது. ஒன்றுதல் இல்லாமல், நம்பிக்கை இல்லாமல் நாம் செய்யும் குத்துதல் வெறும் பங்சர் தான். முழுமையான அக்குபங்சராக இது வேலை செய்வது நம் மன ஒருமையில் தான் இருக்கிறது.

அப்படி மன ஒருமை ஏற்பட வேண்டுமானால் நாம் என்ன செய்ய வேண்டும் ?

இதற்குத் தனியாகப் பயிற்சியெல்லாம் அவசியமில்லை. நாம் படித்த பாடங்களின் அடிப்படையில் எந்தவிதக் குழப்பமும்

இல்லாமல் சரியான ஒரே ஒரு புள்ளியைத் தேர்வு செய்ய வேண்டும். அப்படித் தேர்வு செய்து விட்டால் மன ஒருமை ஏற்பட்டு விட்டது என்று அர்த்தம்.

சரி ... இரண்டு மூலகங்கள் பாதிப்படைந்திருந்தாலும் ஒரே புள்ளியை எப்படித் தேர்வு செய்வது ?

சில உதாரணங்களைப் பார்க்கலாம்.

1. ஒரு நபருக்கு தூக்கமும், பசியும் ஒழுங்கில்லை பிற மூலகங்கள் சீராக இருக்கின்றன. இப்போது எந்தெந்த மூலகங்கள் பாதிப்படைந்துள்ளன? நெருப்பும், நிலமும்.

2. பசியும், சுவாசமும் ஒழுங்கில்லை. பிற தொந்தரவுகள் ஒன்றுமில்லை. நிலமும், காற்றும் சரியாக இல்லை என்பதை நாம் உணரலாம்.

3. உடல் தொந்தரவுகள் நிறைய உள்ளன. அதோடு தாகமும் அதிகமாக உள்ளது. அப்படியானால், மரமும், நீரும் பாதிக்கப்பட்டு இருப்பதை அறிகிறோம்.

- இப்படி எந்த இரண்டு மூலகங்கள் பாதிப்படைந்துள்ளன என்று நாம் கண்டுபிடித்துக் கொள்ள வேண்டும்.

பாதிப்படைந்த இரண்டு மூலகங்களையும் இணைக்கும் ஒரே புள்ளியில் சிகிச்சை அளிக்க வேண்டும்.

இரண்டு மூலகங்களை இணைக்கும் ஒரே புள்ளி எங்கிருக்கிறது ? நினைவுபடுத்திக் கொள்ளுங்கள். ஒரு உள்ளுறுப்பின் சக்திநாளத்தில் சொந்தப் புள்ளி தவிர பிற மூலகங்களின் புள்ளிகளும் அமைந்திருக்கின்றன அல்லவா ? அதில் தான் இரண்டு மூலக இணைப்புப் புள்ளிகள் இருக்கின்றன.

உதாரணமாக, மண்ணீரல் என்ற நில மூலகத்தின் சக்திநாளத்தைப் பார்க்கலாம். இதில்

நெருப்புப்புள்ளி, நிலப்புள்ளி, காற்றுப்புள்ளி, நீர்புள்ளி, மரப்புள்ளி இப்படி ஐந்து புள்ளிகள் காணப்படும். இதில் சொந்தப்புள்ளி எது ?

மண்ணீரல் என்பது நிலம் மூலகம் - அதில் அமைந்துள்ள நிலப்புள்ளிதான் சொந்தப்புள்ளி. இதில் அமைந்துள்ள நெருப்புப்புள்ளி நில மூலகத்தையும், நெருப்பு மூலகத்தையும்

இணைக்கும் புள்ளி ஆகும்.

மண்ணீரல் சக்திநாளத்தில் அமைந்துள்ள காற்றுப்புள்ளி - எந்தெந்த மூலகங்களை இணைக்கும் ? சொல்லுங்கள் பார்க்கலாம். மண்ணீரல் என்பது நில மூலகத்தின் உறுப்பு. எனவே நிலத்தைக் குறிக்கிறது. அதில் அமைந்துள்ள காற்றுப்புள்ளி என்பதால் அது நிலத்தையும், காற்றையும் இணைக்கிறது.

இப்படி ஒவ்வொரு சக்தி நாளத்திலும் புள்ளிகள் அமைந்திருக்கும்.

பாதிக்கப்பட்ட இரண்டு மூலகங்களை முதலில் கண்டுபிடித்துவிட வேண்டும்.

நெருப்பும் - காற்றும் : நெருப்பு மூலக உறுப்பில் (மண்ணீரல் சக்திநாளத்தில்) அமைந்துள்ள காற்றுப்புள்ளியைத் தேர்வு செய்யலாம் அல்லது காற்று மூலக சக்திநாளத்தில் (நுரையீரலில்) அமைந்துள்ள நெருப்புப் புள்ளியைத் தேர்வு செய்யலாம்.

எந்த இரண்டு மூலகங்கள் பாதிப்படைந்து காணப்படுகிறதோ, அதில் ஏதாவது ஒன்றை உறுப்பாக மாற்றிக் கொள்ளுங்கள். இன்னொன்றை மூலகப்புள்ளியாகக் கருதி சக்திநாளத்தைப் பாருங்கள். புள்ளியைக் கண்டுபிடித்து விடலாம்.

உதாரணமாக -

காற்றும், நீரும் : காற்றை உறுப்பாக மாற்றினால் நுரையீரல், நுரையீரலில் அமைந்துள்ள நீர்ப்புள்ளி.

அல்லது

நீரை உறுப்பாக மாற்றினால் சிறுநீரகம். சிறுநீரக சக்திநாளத்தில் அமைந்துள்ள காற்றுப்புள்ளி. இப்படி இரண்டு மூலகப் பாதிப்பைக் கண்டறிந்து அவற்றுக்கு சக்தியளிக்கும் ஒரு புள்ளியைத் தேர்வு செய்து கொள்ள வேண்டும்.

எப்படித் தேர்வு செய்வது என்பதை ஒரு பட்டியல் மூலம் நினைவுபடுத்திக் கொள்ளலாமா ?

●●●

16

ஒரே ஒரு மூலகம் பாதிப்படைந்திருக்கும் நபருக்கு - சொந்தப்புள்ளியில் சிகிச்சை அளிக்க வேண்டும் என்பதை ஏற்கனவே பார்த்தோம். அதைப் பட்டியலாக மாற்றி நினவுபடுத்திக் கொள்வோம்.

சீர்கெட்டுள்ள மூலகம்	சிகிச்சை தரவேண்டிய சக்திநாளம்	சிகிச்சை தர வேண்டிய புள்ளி
நெருப்பு	இதயம்	நெருப்புப்புள்ளி
நிலம்	மண்ணீரல்	நிலப்புள்ளி
காற்று	நுரையீரல்	காற்றுப்புள்ளி
நீர்	சிறுநீரகம்	நீர்ப்புள்ளி
மரம்	கல்லீரல்	மரப்புள்ளி

இரண்டு மூலகங்கள் சீர்கெட்டிருந்தால் சிகிச்சை அளிக்க வேண்டிய புள்ளியைப் பட்டியல் மூலம் பார்த்து விடலாம்.

சீர்கெட்டுள்ள மூலகங்கள்	சிகிச்சை தரவேண்டிய சக்திநாளம்	சிகிச்சை தர வேண்டிய புள்ளி
நிலம் + நெருப்பு	மண்ணீரல்	நெருப்புப்புள்ளி
நிலம் + காற்று	மண்ணீரல்	காற்றுப்புள்ளி
நிலம் + நீர்	மண்ணீரல்	நீர்ப்புள்ளி
நிலம் + மரம்	மண்ணீரல்	மரப்புள்ளி
காற்று+நெருப்பு	நுரையீரல்	நெருப்புப்புள்ளி
காற்று + நீர்	நுரையீரல்	நீர்ப்புள்ளி
காற்று + மரம்	நுரையீரல்	மரப்புள்ளி
நீர்+நெருப்பு	சிறுநீரகம்	நெருப்புப்புள்ளி
நீர் + மரம்	சிறுநீரகம்	மரப்புள்ளி
மரம்+நெருப்பு	கல்லீரல்	நெருப்புப்புள்ளி

சொந்தப் புள்ளிகள் ஐந்தும், இரண்டும் மூலகங்களை இணைக்கும் புள்ளிகள் பத்தும் - ஆக பதினைந்து புள்ளிகளை நாம் அறிந்து கொண்டால் எந்த நோயையும் பார்த்து பயப்பட வேண்டியதில்லை. எல்லா வகையான தொந்தரவுகளுக்கும் சிகிச்சை அளிக்க முடியும்.

உடல் முழுவதும் இதே தன்மையுள்ள புள்ளிகள் தான் பல இடங்களில் அமைந்துள்ளன. நாம் எளிமையாகப் புரிந்து கொள்வதற்காக புள்ளி அமைந்துள்ள ஒரு இடத்தை மட்டும் பார்க்கப் போகிறோம். அக்குபங்சரை முழு நேர மருத்துவமாக செய்யும் அக்கு ஹீலர்கள் உடல் முழுவதும் அமைந்துள்ள இதே புள்ளிகளை அவசியம் அறிந்திருக்க வேண்டும். எளிமையாக மருத்துவத்தை தொடங்குபவர்களுக்கு இந்த பதினைந்து புள்ளிகள் போதுமானவை.

ஒரே ஒரு மூலகம் மட்டும் பாதிப்படைந்தால் அதன் சொந்தப்புள்ளியில் சிகிச்சை அளிக்கலாம். இரண்டு மூலகங்களில் பாதிப்பு ஏற்பட்டால் இரண்டையும் இணைக்கும் மூலகத்தில் சிகிச்சை தரலாம்.

இரண்டிற்கும் மேற்பட்ட மூலகங்கள் பாதிப்படைந்த வர்களுக்கு என்ன செய்வது ? அதுவும் சிரமம் இல்லை.

ஒருவர் இரண்டிற்கும் மேற்பட்ட மூலகங்களின் தொந்தர வுகளைக் கூறுகிறார் என்று வைத்துக் கொள்வோம். இப்போது நாம் கேட்க வேண்டிய மிக முக்கியமான கேள்வி ஒன்று உண்டு. அவர் கூறும் தொந்தரவுகளில் மிக அதிகமான தொந்தரவாக அவர் கருதுவது எதை ? என்று அறிந்து கொள்ள வேண்டும்.

உதாரணமாக, தூக்கம் சரியில்லை, தாகம் அதிகம் இருக்கிறது, உடல் வலி இருக்கிறது, சுவாசப்பிரச்சினைகளும் இருக்கின்றன என்று கூறுகிறார் ஒருவர். இதில் எந்தப் பிரச்சினை பெரும் தொந்தரவாக இருக்கிறது என்று கேட்கலாம். அவர் கூறும் தொந்தரவைச் சேர்ந்த மூலகத்தை மட்டும் தனியாக அறிந்து சிகிச்சை அளிக்கலாம்.

சில நபர்கள் எல்லா தொந்தரவுகளுமே பெரிய தொந்தரவுகளாகவே இருக்கின்றன என்று கூறிவிடுவார்கள். இப்போது என்ன செய்யலாம் ? இதில் எந்தத் தொந்தரவு மிக நீண்ட

காலமாக இருக்கிறது என்று அறிந்து, அந்த மூலகத்திற்கு மட்டும் சிகிச்சை தரலாம்.

எத்தனை மூலகங்களில் பாதிப்புகள் ஏற்பட்டிருந்தாலும் இந்தக் கேள்விகள் மூலம் நாம் ஒரு மூலகத்திற்கு வந்து விடலாம். அந்த மூலகத்தின் சொந்தப் புள்ளியைத் தூண்டி சிகிச்சை அளிக்கலாம்.

சரிதானே ? குழப்பம் எதுவும் இல்லையே ?

எத்தனை மூலகங்கள் பாதிப்படைந்திருந்தாலும் நாம் ஏன் ஒரு மூலகத்திற்கே சிகிச்சை அளிக்க வேண்டும் ?

பஞ்சபூதத் தத்துவத்தை ஒரு முறை நினைவு கூறுங்கள். ஒரு மூலகம் இன்னொரு மூலகத்திற்கு சக்தி அளிக்கிறது. நெருப்பு - நிலத்திற்கும், நிலம் - காற்றிற்கும், காற்று - நீரிற்கும், நீர் - மரத்திற்கும், மரம் - நெருப்பிற்கும் சக்தியளிக்கிறது என்பதைப் பார்த்தோம் அல்லவா ?

இப்படி ஒரு மூலகத்தில் ஏற்படும் சீர்கேடு இதே வரிசையில் ஒவ்வொன்றாகப் பரவுகிறது. அதனால் தான் ஒரே நபருக்கு பல மூலகங்கள் சீர்கெடுகின்றன. முதன் முதலில் சீர்கெட்ட மூலகத்தை அறிவதற்காகத் தான் நாம் எந்த மூலகத்தின் தொந்தரவுகள் அதிகமாக உள்ளன ? என்றும், எந்த மூலகத்தின் தொந்தரவுகள் நீண்ட காலமாக இருக்கின்றன ? என்றும் கேட்கிறோம். நாம் சிகிச்சைக்காக தேர்வு செய்கின்ற மூலகம் - பாதிப்படைந்த அத்தனை மூலகங்களையும் சீர்செய்யும் அடிப்படை மூலகம் ஆகும். முதன் முதலில் பாதிப்படைந்த ஒரு மூலகத்தை நாம் சீர்படுத்துவதன் மூலம் பிற மூலகங்களின் பாதிப்புகள் தானாகவே குறைய ஆரம்பிக்கின்றன.

நம்முடைய இயற்கை விதிகள் மீறல் மூலம் வெளியேற வேண்டிய கழிவுகளை உள்ளுறுப்புகளில் தேங்கச் செய்கிறோம். எந்த மூலகத்தின் உள்ளுறுப்பில் கழிவுகள் தேங்குகின்றதோ அந்த மூலகம் பாதிப்படைகிறது. பாதிப்புகள் தொடரும் போது பிற மூலகங்களும் வரிசையாக சீர்கெடுகின்றன. இதனால் பாதிப்படைந்த மூலகத்தின் சக்திநாளத்தில் அமைந்துள்ள மூலகப்புள்ளி பிரபஞ்ச சக்தியை ஈர்ப்பதில்லை. பிரபஞ்ச சக்தி ஈர்க்கப்படாததால் உள்ளுறுப்புகளால் கழிவுகளை முழுமையாக

வெளியேற்ற முடிவதில்லை.

இப்போது மிகச்சரியாகக் கொடுக்கப்டும் அக்குபங்சர் சிகிச்சையின் மூலம் பிரபஞ்ச சக்தியை நோயாளியின் உடல் ஈர்க்கத் தொடங்குகிறது. கழிவுகள் வெளியேறுகின்றன. மீண்டும் கழிவுகள் சேராமல், உடலில் தேங்காமல் இயற்கை விதிகளை அவர் பின்பற்றுவாரானால் வாழ்நாள் முழுவதும் ஆரோக்கியத்தோடே இருப்பார்.

எந்த மூலகம் சீர்கெட்டுள்ளது என்று அறிந்து விட்டோம். எந்த சக்தி நாளத்தில் - எந்தப் புள்ளியில் சிகிச்சை கொடுப்பது என்றும் புரிந்து விட்டது.

அந்தப் புள்ளிகள் எங்கே அமைந்துள்ளன ? அவற்றை எப்படித் தூண்டுவது ? என்று பார்த்து விடலாமா ?

●●●

17

நாம் சிகிச்சை அளிக்க வேண்டிய புள்ளிகளின் அமைவிடங்கள் எங்கே இருக்கின்றன என்பதை உலக சுகாதார நிறுவனம் வெளியிட்டுள்ள படங்களின் உதவியோடு நாம் அறிந்து கொள்ளலாம்.

முதலில் ஒவ்வொரு மூலகத்தின் சொந்தப்புள்ளிகள் ஐந்தின் அமைவிடங்களை அறிந்து கொள்வோம்.

நாம் பார்க்கும் புள்ளிகள் வலது கையிலும், இடது கையிலும் அமைந்துள்ளன. அதே போல காலில் அமைந்துள்ள புள்ளிகள் வலது, இடது கால்களிலும் அமைந்துள்ளன. ஒரே புள்ளிகள் இரண்டு புறமும் அமைந்துள்ளன. ஏதாவது ஒரு இடத்தில் அமைந்துள்ள புள்ளியைத் தூண்டினால் போதுமானது.

புள்ளிகளைப் பார்க்கும் போது புரிந்து கொள்வதற்காக வெளிப்புறம், உட்புறம் என்ற சொற்களைப் பயன்படுத்தலாம்.

கைகளில் - வெளிப்புறம் என்பது கட்டை விரலை நோக்கிய பகுதியைக் குறிக்கும்.

கைகளில் - உட்புறம் என்பது சுண்டு விரலை நோக்கிய பகுதியைக் குறிக்கும்.

அதே போல கால்களில் - வெளிப்புறம் என்பது சுண்டு விரல் நோக்கிய பகுதியைக் குறிக்கும்.

கால்களில் - உட்புறம் என்பது கட்டை விரலை நோக்கிய பகுதியைக் குறிக்கும்.

புள்ளி - 1 - நெருப்பு மூலகத்தின் சொந்தப்புள்ளி (HT-8)

உள்ளங்கையில் சுண்டு விரல் மற்றும் மோதிர விரல்கள் இரண்டும் எலும்புகளும் இணையும் இடத்தில் - இதய ரேகையின் மேல் அமைந்துள்ளது.

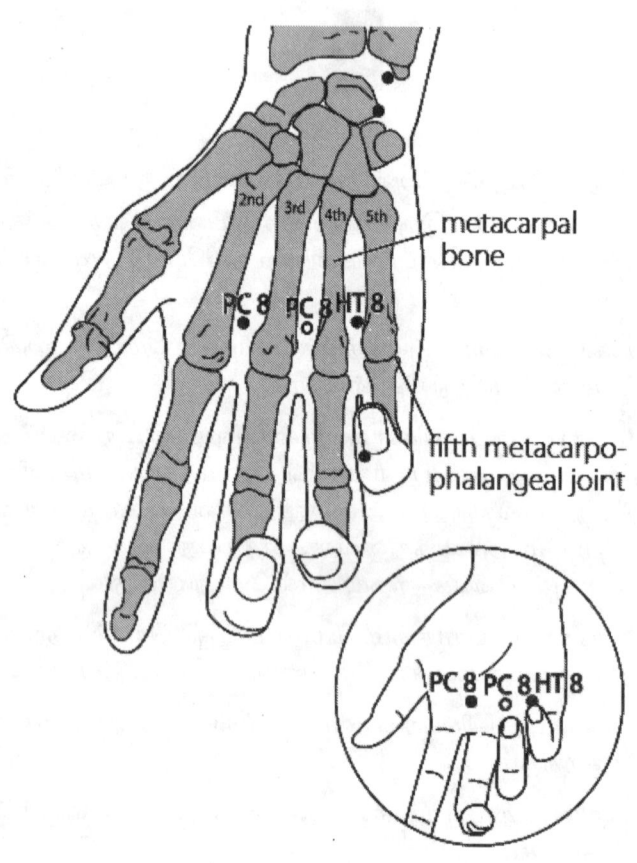

புள்ளி - 2 - நிலம் மூலகத்தின் சொந்தப்புள்ளி (SP-3)

காலில் கட்டை விரல் சேரும் இடத்தில் அமைந்துள்ள எலும்பு மூட்டிற்கு (1st Metatorsal Bone) மேற்புறம், தோலின் இருநிறங்கள் சேரும் இடத்தில் அமைந்துள்ளது.

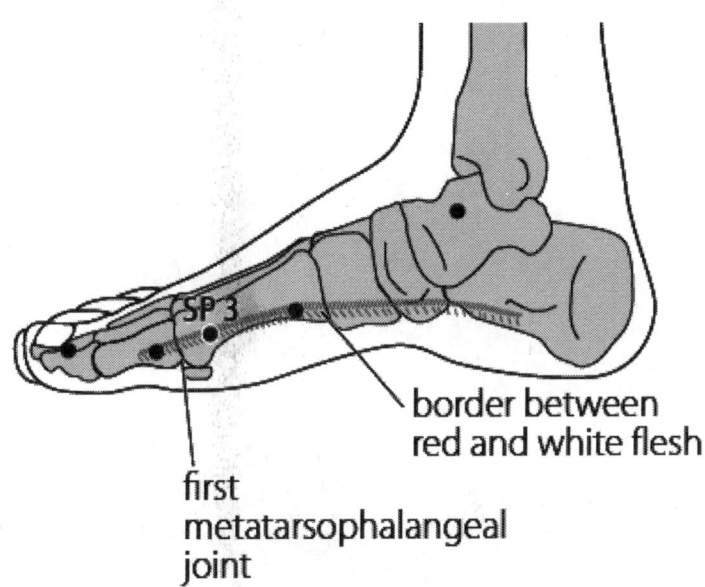

புள்ளி - 3 - காற்று மூலகத்தின் சொந்தப்புள்ளி (LU - 8)

கை மணிக்கட்டில் உள்ள முதல் ரேகையில் - கட்டைவிரல் பக்கம் அமைந்துள்ள பள்ளத்தில் இருந்து நேர்கோட்டில் 1 அங்குல தூரத்தில் அமைந்துள்ளது.

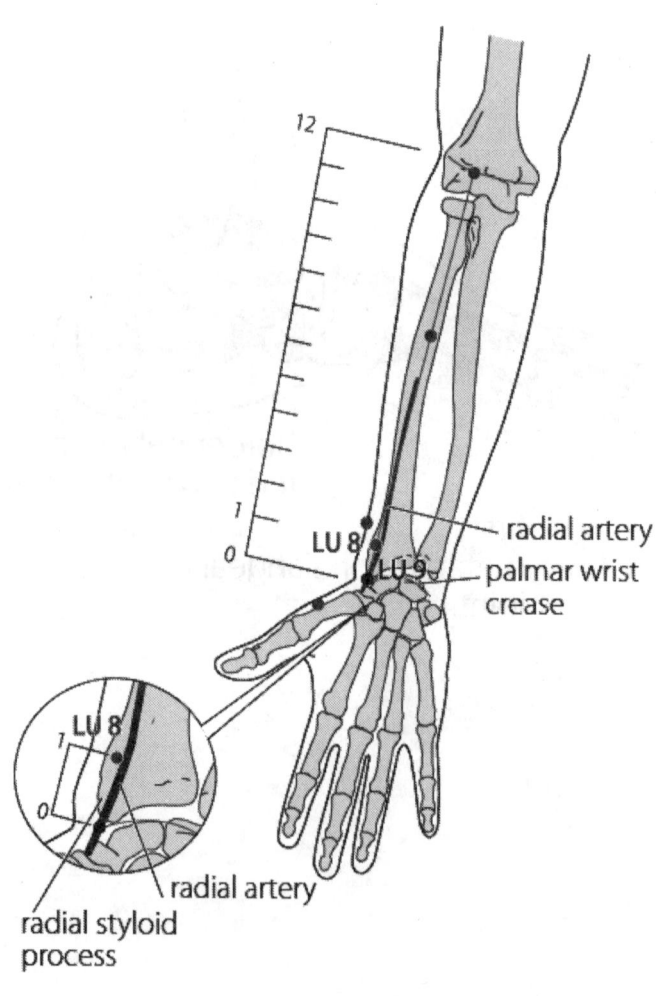

புள்ளி - 4 - நீர் மூலகத்தின் சொந்தப்புள்ளி (KI -10)

முழங்காலின் உட்புறம் மடிப்பு ரேகையின் உட்பக்க ஓரத்தில் அமைந்துள்ளது.

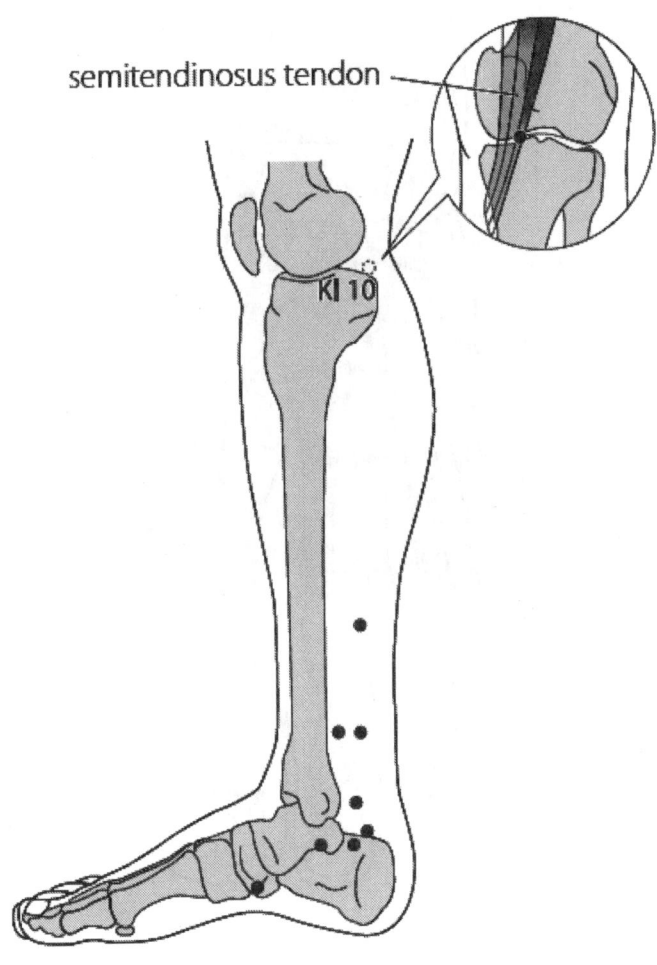

புள்ளி - 5 - மரம் மூலகத்தின் சொந்தப்புள்ளி (LR -1)

கால் கட்டை விரலின் வெளிப்புற நகக்கண் கீழ் ஓரத்தில் அமைந்துள்ளது.

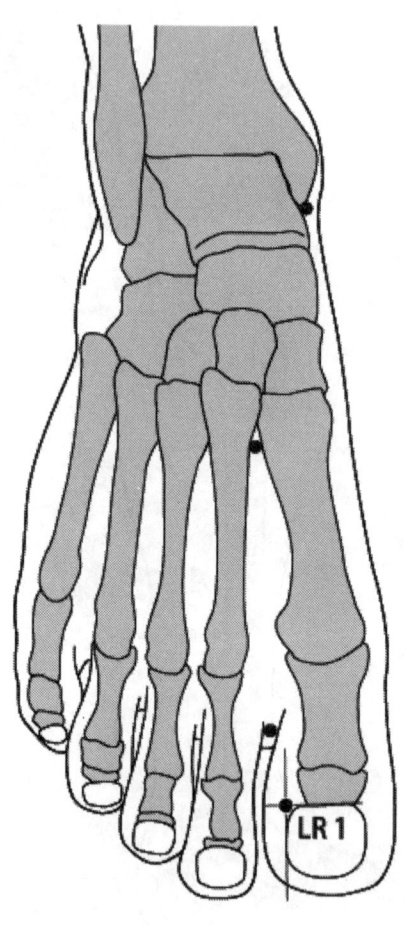

மேலே நாம் பார்த்த சொந்தப்புள்ளிகளை நினைவில் வைத்துக் கொள்வதற்கு ஒரு எளிமையான வழி உண்டு.

மூலகங்களின் பெயர்களை ஒரு முறை நினைவுபடுத்திக் கொள்ளுங்கள்.

நெருப்பு, நிலம், காற்று, நீர், மரம் ... இந்த மூலகங்களில் இயற்கையில் கீழே அமைந்துள்ள மூலகங்கள் எவை ?

நிலம் - பூமி கீழே தான் இருக்கிறது. நீர் - ஆறு கீழே தான் இருக்கிறது. மரம் - மரங்களும் கீழிருந்து தான் வளர்கின்றன. ஆக, நிலம், நீர், மரம் ஆகிய மூலகங்களின் புள்ளிகள் கீழே அதாவது கால்களில் அமைந்துள்ளன.

அதேபோல, நெருப்பு என்பது சூரியன் - மேலே அமைந்துள்ளது. காற்று - மேலே தான் அமைந்துள்ளது. நெருப்பு, காற்று மூலகங்களின் சொந்தப் புள்ளிகள் மேலே - அதாவது கைகளில் அமைந்துள்ளன.

இயற்கையில் மேலே அமைந்துள்ள மூலகங்களின் சொந்தப்புள்ளிகள் கைகளிலும், கீழே அமைந்துள்ள மூலகங்களின் சொந்தப்புள்ளிகள் கால்களிலும் அமைந்துள்ளன.

கையா ? காலா ? என்ற குழப்பம் நீங்கிவிட்டதா? ஒரு மூலகத்தின் பெயரைக் கேட்டதும் அதன் சொந்தப்புள்ளி எங்கிருக்கிறது என்பது தெளிவாகி விட்டது. இந்தப் புரிதலோடு மேலே தரப்பட்டுள்ள படங்களை கொஞ்சம் உற்றுப் பார்த்தால் புள்ளிகளின் அமைவிடம் தெளிவாகி விடும்.

இனி, இரண்டு மூலகங்களை இணைக்கும் பத்துப் புள்ளிகளின் அமைவிடங்களையும் பார்த்து விடலாமா ?

●●●

18

நாம் சிகிச்சை அளிக்கத் தேவையான சொந்தப் புள்ளிகளைக் கண்டுபிடித்திருக்கிறோம். இப்பகுதியில் பிற புள்ளிகளையும் அறிந்து கொள்வோமா ?

புள்ளி - 6 - நிலம் + மரம் (SP - 1)

கால் கட்டைவிரல் நகத்தின் உட்புற கீழ் விளிம்பிலிருந்து 0.1 அங்குல தூரத்தில் மேலே அமைந்துள்ளது.

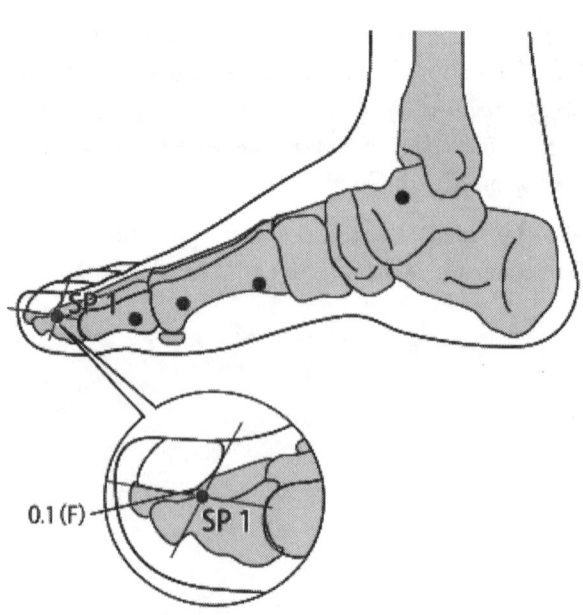

புள்ளி - 7 - நிலம் + நெருப்பு (SP - 2)

காலகட்டை விரல் ஆரம்பிக்கும் பகுதியில் தோலின் இருநிறங்களும் சேருமிடத்தில் உள்ள பள்ளத்தில் அமைந்துள்ளது.

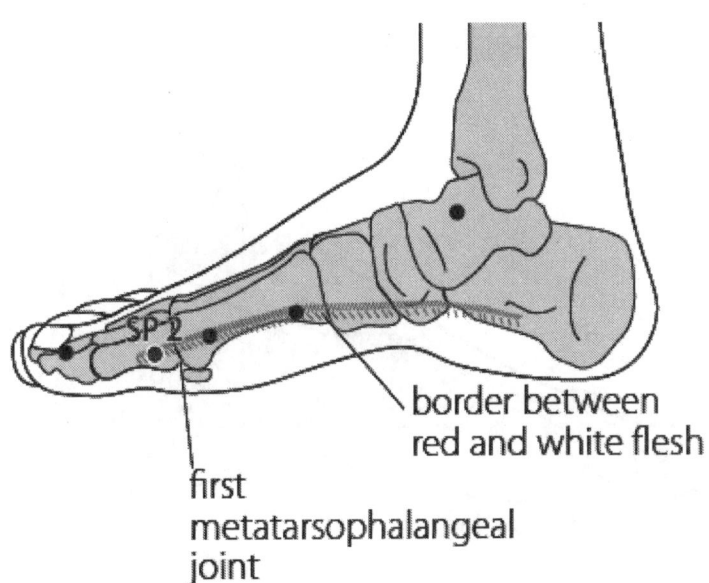

புள்ளி - 8 - நிலம் + காற்று (SP - 5)

கால் கட்டைவிரல் உயர்த்தும் போது கணுக்கால் மூட்டு எலும்பின் ஓரத்தில் தசைநாரின் பக்கத்தில் ஏற்படும் பள்ளத்தின் மத்தியில் அமைந்துள்ளது.

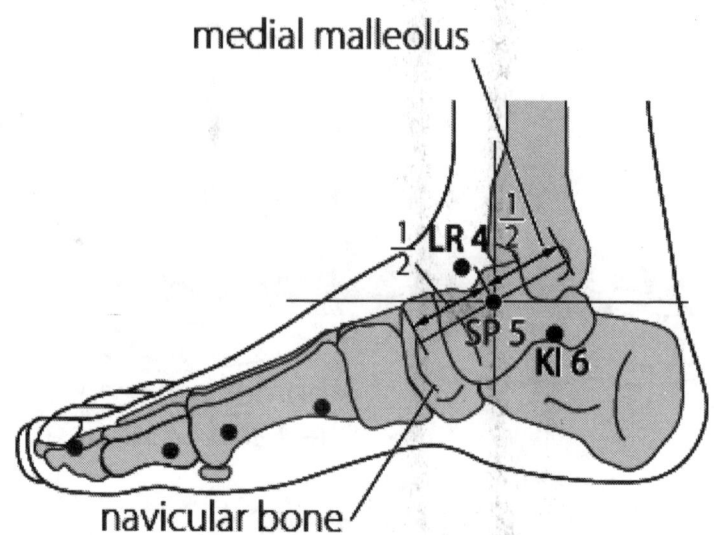

புள்ளி - 9 - நிலம் + நீர் (SP - 9)

டிபியா எலும்பின் உட்பக்க தலைபக்க பாகத்திற்குக் கீழே அமைந்துள்ளது.

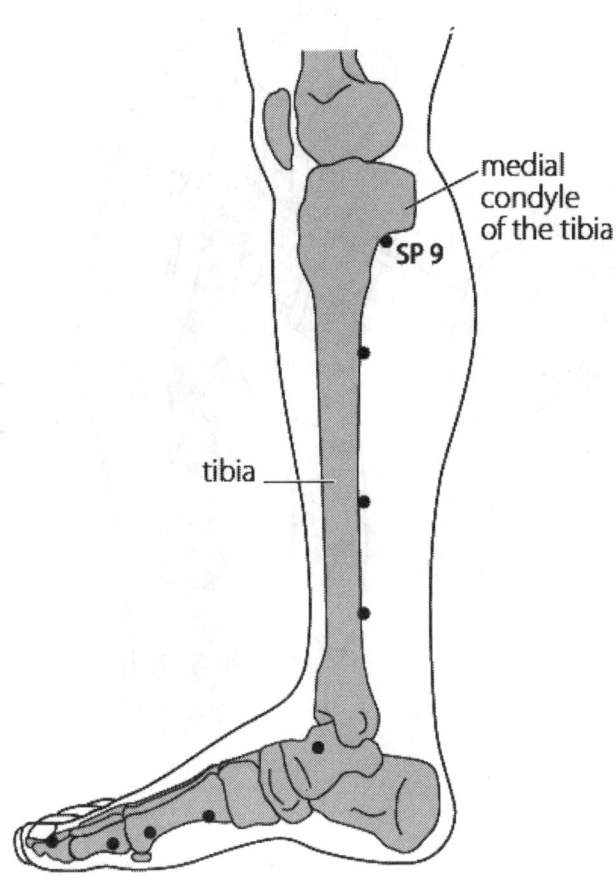

புள்ளி - 10 - காற்று + மரம் (LU - 11)

கைக் கட்டை விரல் நகத்தின் வெளிப்புறக் கீழ் விளிம்பிலிருந்து மேலே 0.1 அங்குல தூரத்தில் அமைந்துள்ளது.

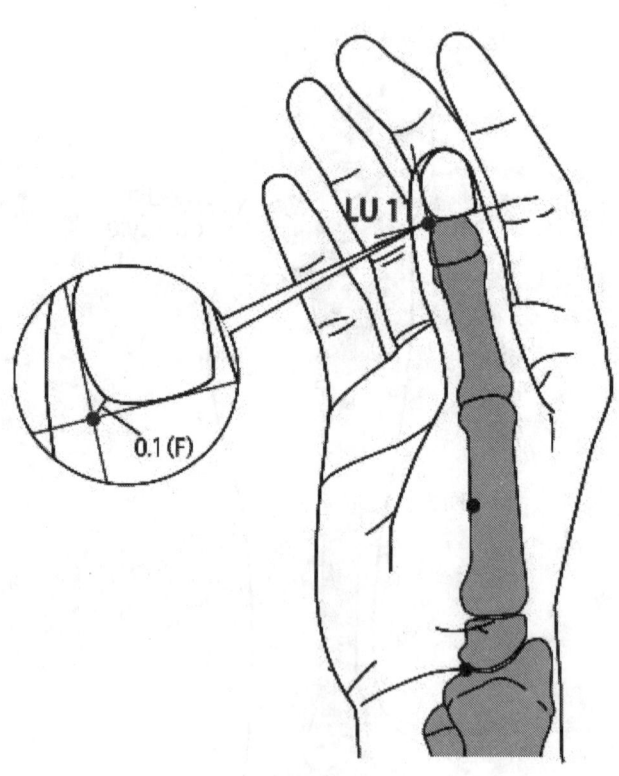

புள்ளி - 11 - காற்று + நெருப்பு (LU - 10)

முதலாவது கை விரல் எலும்புக்கும், மணிக்கட்டு ரேகைக்கும் மத்தியில் தோலின் இரு நிறங்களும் சேரும் இடத்தில் அமைந்துள்ளது.

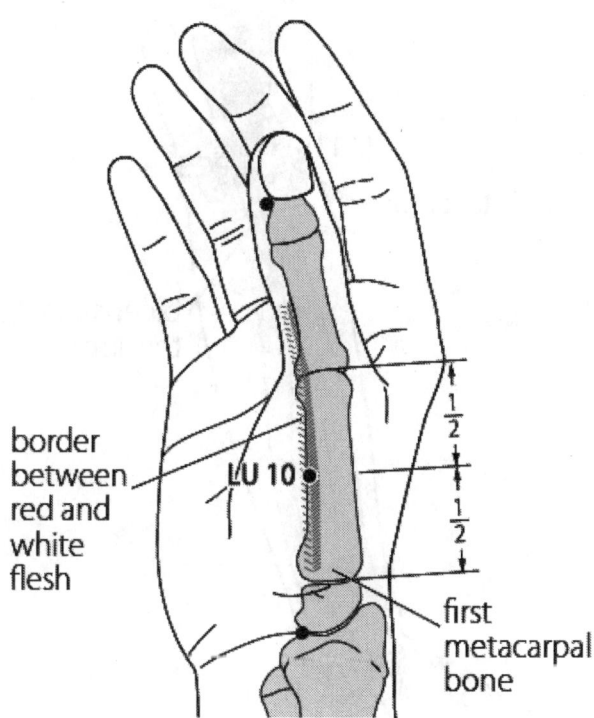

புள்ளி - 12 - காற்று + நீர் (LU - 5)

முழங்கையை மடக்கும்போது தெரியும் மடிப்பு ரேகையிலுள்ள தசைநாரின் வெளிப்பக்கத்தில் உள்ள பள்ளத்தில் அமைந்துள்ளது.

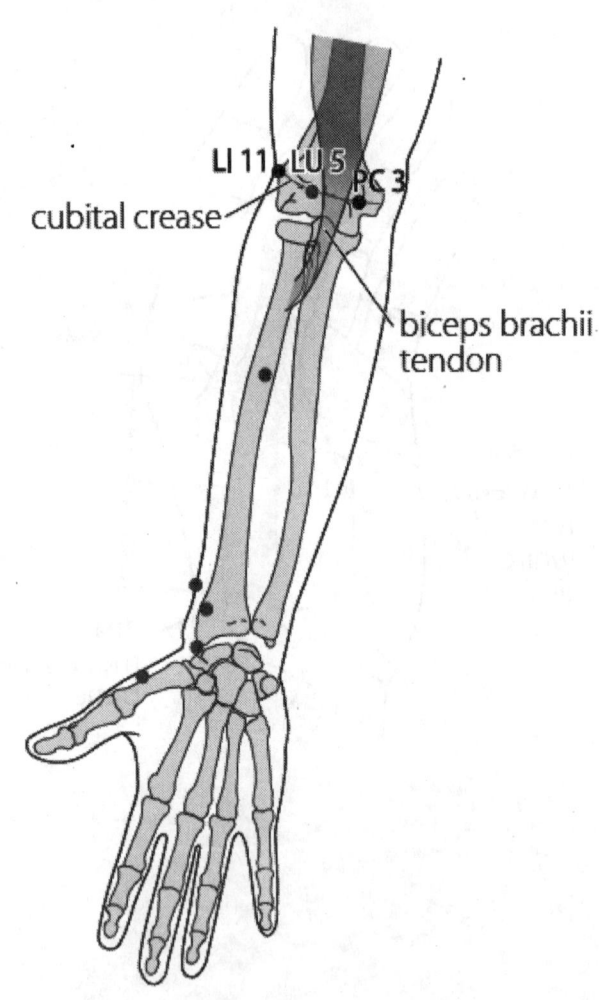

புள்ளி - 13 - நீர் + மரம் (KI - 1)

உள்ளங்காலில், காலின் இரண்டாவது மூன்றாவது விரல்களுக்கிடையில் வரையப்படும் நேர்கோட்டில் பாதத்தின் கீழிருந்து 3 இல் 2 பாகத்திலும் மேலிருந்து 3 இல் 1 பாகத்திலும் அமைந்துள்ளது.

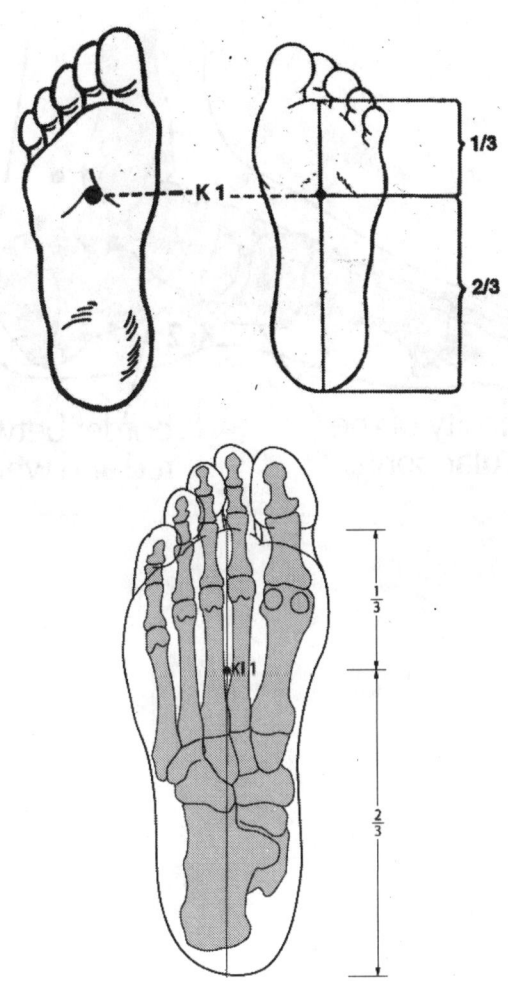

புள்ளி - 14 - நீர் + நெருப்பு (KI - 2)

உட்புற கணுக்கால் மூட்டின் முன்புறத்திற்குக் கீழே குதிகால் எலும்பின் பள்ளத்தில் அமைந்துள்ளது.

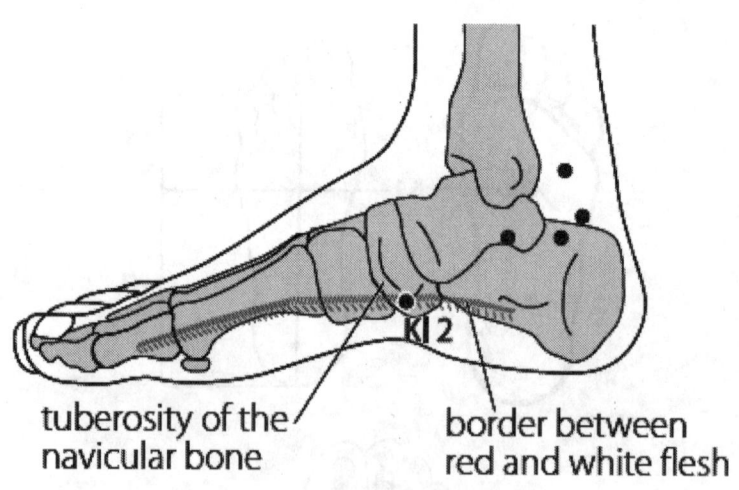

புள்ளி - 15 - மரம் + நெருப்பு (LR - 2)

1 ஆவது மற்றும் 2 ஆவது கால் விரல்கள் சேருமிடத்தில் அமைந்துள்ளது.

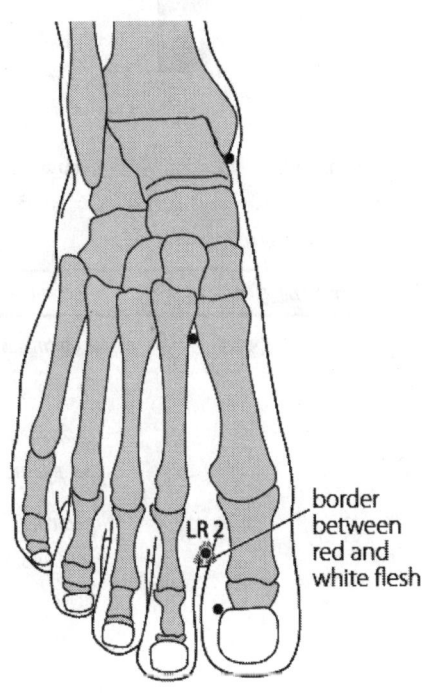

நாம் சிகிச்சைக்குத் தேவையான அனைத்துப் புள்ளிகளையும் பார்த்திருக்கிறோம். இப்புள்ளிகளை முதலில் பார்க்கும் போது சற்று குழப்பமாகத் தோன்றும். புள்ளிகளின் அமைவிடங்களை மறுபடி மறுபடி பார்க்கும்போது குழப்பமின்றி மனதில் பதியும்.

எல்லா நோய்களையும் நீக்கப்போகும் மிக முக்கியமான புள்ளிகள் இவை என்ற எதிர்பார்ப்போடு கவனியுங்கள். அமைவிடங்கள் தெளிவாகப் புரிவதை உணர்வீர்கள்.

19

நாம் இதுவரை பார்த்த எல்லாப் புள்ளிகளின் அமைவிடங்களையும் எளிமையாக நினைவு கூரும் விதமாக பட்டியல் மூலம் பார்க்கலாம்.

மூலகங்கள்	அமைந்துள்ள பகுதி	புள்ளியின் அமைவிடம்
நெருப்பு (சொந்தப்புள்ளி)	கை	உள்ளங்கையில் சுண்டுவிரலின் கீழ்ப்பகுதி
நிலம் (சொந்தப்புள்ளி)	கால்	முன்னங்கால் பகுதியின் பக்கவாட்டுப்பகுதி
காற்று (சொந்தப்புள்ளி)	கை	மணிக்கட்டிற்கும் முழங்கைக்கும் இடைப்பட்ட பகுதி
நீர் (சொந்தப்புள்ளி)	கால்	கால் மூட்டுப்பகுதியின் உட்புறம்
மரம் (சொந்தப்புள்ளி)	கால்	பெருவிரலின் உட்புற நகக்கண்
நிலம் + மரம்	கால்	பெருவிரலின் உட்புற நகக்கண்
நிலம் + நெருப்பு	கால்	முன்னங்கால் பகுதியின் உட்புற பக்கவாட்டுப் பகுதி

நிலம் + காற்று	கால்	கணுக்கால் உட்புற மூட்டுப்பகுதி
நிலம் + நீர்	கால்	கால் முன்புற மூட்டுப்பகுதி
காற்று + மரம்	கை	கையின் பெருவிரல் நகக்கண் பகுதி
காற்று + நெருப்பு	கை	உள்ளங்கைப் பகுதி
காற்று + நீர்	கை	முழங்கையின் ரேகைப் பகுதி
நீர் + மரம்	கால்	காலின் பாதப்பகுதி
நீர் + நெருப்பு	கால்	கணுக்கால் பகுதி
மரம் + நெருப்பு	கால்	கால் பெருவிரலுக்கும், இரண்டாம் விரலுக்கும் இடையிலுள்ள பகுதி.

புள்ளிகள் கையில் அமைந்திருந்தாலும், காலில் அமைந்திருந்தாலும் இரண்டு புறமும் அமைந்துள்ளன என்பதை நினைவில் கொள்ள வேண்டும். வலது, இடது இரண்டில் எந்தப் புள்ளி சிகிச்சை அளிப்பதற்கு இலகுவாக இருக்கிறதோ அதில் சிகிச்சை அளிக்கலாம். எப்போதும் ஒரே ஒரு புள்ளியில் மட்டும் தான் சிகிச்சை அளிக்க வேண்டும்.

எப்படி சிகிச்சை அளிப்பது என்று பார்க்கலாமா? நாம் ஏற்கனவே தேர்வு செய்த மிகச்சரியான மூலகப்புள்ளியைத் தூண்ட வேண்டும்.

புள்ளியைத் தூண்டுவது என்றால் என்ன?

ஏற்கனவே நாம் அறிந்திருக்கிறோம் - உடல் முழுவதும் அமைந்திருக்கும் இந்தப் புள்ளிகள் என்ன வேலை செய்கின்றது என்பதை.

அவற்றிலும், பிரபஞ்ச சக்தியை கிரகித்து உடல் உள்ளுறுப் புகளுக்குத் தரும் மூலகப்புள்ளிகள் பலவீனம் அடைந்துவிட்டால் உடலின் மொத்த இயக்கத்திலும் அதன் பாதிப்பு தொடர்கிறது.

ஓர் உள்ளுறுப்பில் கழிவு தேங்கி விடுகிறது. அதனால் குறிப்பிட்ட அவ்வுள்ளுறுப்பு தன் அன்றாடப் பணிகளைச் செய்ய முயல்வதும், தேங்கிய கழிவுகளை வெளியேற்ற முயல்வதுமாக இரட்டைப் பணிகளை மேற்கொள்கிறது. அதன் சக்தித் திறனைப் பொறுத்து இரண்டு வேலைகளையும் செய்ய முடியாமல் திணறுகிறது. இவ்வுறுப்பின் பலவீனம் - அது சார்ந்த மூலக பலவீனம் ஆகும். பாதிப்படைந்த மூலகத்தை பிரதிபலிக்கக் கூடிய மூலகப் புள்ளிகளும் பலவீனம் அடைகின்றன.

பிரபஞ்ச சக்தி இந்தப் புள்ளிகள் மூலம் உடலிற்குக் கிடைக்குமானால் உடலின் பராமரிப்பு சக்தி பலமடைந்து, கழிவை வெளியேற்றவும் - இயக்கம் சீர்படவும் துணை நிற்கிறது.

புள்ளிகளின் உறிஞ்சும் தன்மை பலவீனத்தை அப்புள்ளியை மிருதுவாகத் தொடுவதன் மூலமோ, சிறிய ஊசியைக் கொண்டு தொடுவதன் மூலமோ களைய முடியும். இப்படி, தொட்டு நலமாக்குவது தொடு சிகிச்சை எனவும், ஊசி கொண்டு தொடுவது ஊசி சிகிச்சை எனவும் அழைக்கப்படுகிறது.

இந்த இரண்டு முறைகளையும் அடக்கிய சிகிச்சை முறைதான் - அக்குபங்சர் சீனாவில் முறையாகப் பின்பற்றப்பட்ட அக்குபங்சர் - சரியான புள்ளியைத் தேர்வு செய்வதில் ஏற்பட்ட குழப்பத்தாலும், பிற நாடுகளின் முறைகள் மூல மருத்துவத்தோடு கலந்ததாலும் பல ஊசி சிகிச்சை முறையாக மாறியது. இன்று உலகம் முழுவதும் சீன அக்குபங்சர் என்ற பெயரில் குழப்பமான வணிக ரீதியான தயாரிப்புகளுடன் இம்முறை பரவியுள்ளது.

சரி; நாம் பாதிப்படைந்துள்ள புள்ளியைக் கண்டுபிடித்து விட்டோம். அதைத் தூண்டுவது எவ்வாறு என்பதை அறிவோம்.

புள்ளியைத் தூண்டுவதில் இரண்டு முறைகள் உள்ளன. ஊசி மூலம் தூண்டும் முறைக்கு முறையான பயிற்சி அவசியம். விரலால் தூண்டும் முறை மிகவும் எளிமையானது.

இவ்விரண்டு முறைகளில் தூண்டினாலும், புள்ளியின் பலவீனம் களையும் தன்மை ஒரே மாதிரியானது தான்.

விரலால் தொடுவதை விட ஊசியால் தூண்டுவது மேலானது அல்லது ஊசியால் தூண்டுவதை விட விரலால் தூண்டுவது மேலானது என்பதெல்லாம் வீணான விவாதங்கள். எப்படித்

தூண்டினாலும் அதன் விளைவு என்பது ஒரே தன்மையுடையது தான்.

வலது கை ஆட்காட்டி விரலின் நுனிப்பகுதியே தொடுதலிற்குப் பயன்படும் பகுதியாகும்.

சிகிச்சை தர வேண்டிய புள்ளியின் மேல் ஆட்காட்டி விரலின் நுனிப் பகுதியை பட்டும்படாமல் தொடும்படி வைக்க வேண்டும். ஒருசில வினாடிகளில் விரலை எடுத்துக் கொள்ளலாம். நம் விரல் நுனியும் - சிகிச்சைக்கான புள்ளியும் தொடும் இடத்தில் சில மென்மையான உணர்வுகளை நாம் உணர முடியும். அவ்வுணர்வு ஒரு சில வினாடிகளில் தானே மறையும். இதுவே சிகிச்சைக்கான நேரமாகும்.

புள்ளியை அழுத்தி உள்ளமுக்குவதோ, பல இடங்களில் தொடுவதோ முறையான சிகிச்சை ஆகாது.

தொடு சிகிச்சையில் நாம் பண்டித்தியம் பெறும் போது - இயற்கை நமக்கு இன்னும் பல ரகசியங்களைக் கற்றுத் தரும்.

நோயாளியின் அறிகுறிகளை அறிவது முதல் புள்ளியைத் தொட்டுத் தூண்டுவது வரையான விஷயங்கள் இங்கே விளக்கப்பட்டுள்ளன.

நோயறிதல் மற்றும் சிகிச்சை என்ற பகுதிகள் நிறைவடைந்துள்ளன. நாம் அறிந்த விஷயங்களில் உள்ள சந்தேகங்களை நிவர்த்தி செய்து கொள்வதும், இன்னும் சில குறிப்புகளை அறிந்து கொள்வதும் மருத்துவத்தை நிறைவடையச் செய்யும்.

பொறுமையோடு - சிகிச்சையை முழுமையான புரிதலோடு செய்து வந்தால் - மேன்மையான ரகசியங்களின் இயற்கைக் கதவுகள் நம் வருகைக்காக திறந்தே இருக்கின்றன.

●●●

20

சிகிச்சைக்கான குறிப்புகள்

நம் உடலில் எந்தவிதமான தொந்தரவுகள் ஏற்பட்டாலும் - அவற்றை அறிகுறிகளாக உணர்ந்து, அது தொடர்பான உள்ளுறுப்பையும் - பாதிக்கப்பட்ட மூலகத்தையும் நம்மால் உணரமுடியும். பலவீனம் அடைந்த மூலகத்தை எப்படித் தூண்டுவது என்பதையும் அறிந்துள்ளோம்.

நோயறிதல் மற்றும் சிகிச்சையின் போது நாம் தெரிந்து கொள்ள வேண்டிய சில குறிப்புகளை இங்கே நாம் காணலாம்.

- நாம் அறிகுறிகளைக் கொண்டு நோயறியும் போது, உடலில் இப்போது வெளிப்படும் தொந்தரவுகளை மட்டுமே கணக்கில் கொள்ள வேண்டும். முன்பு இருந்த தொந்தரவுகளின் அடிப்படையிலோ, ஆங்கில மருந்துவ முடிவுகளின் அடிப்படையிலோ அறிகுறிகளை அணுகக்கூடாது.
- மருத்துவ ஆய்வுக்கூடங்களின் (Laboratory) முடிவு களை விட, உடலில் வெளிப்படும் தொந்தரவுகளே முக்கியமானவை. உதாரணமாக, “சர்க்கரை நோய்” என்று ஆய்வுக்கூடத்தால் முடிவு செய்யப்பட்ட ஒன்றைக் கொண்டு நாம் சிகிச்சை அளிக்க முடியாது. சர்க்கரை நோய் இருப்பதாகக் கருதப்படும் அந்த நபரின் தொந்தரவுகள் எவை? என்பதுதான் முக்கியமானது. தொந்தரவுகளை தனித்தனியாக அடையாளம் கண்டு-மூலகத்தை அறிந்து சிகிச்சை அளிக்க வேண்டும்.

- சிகிச்சை அளிக்கும் காலத்தில் தொந்தரவு உள்ள நபர் உடலோடு ஒத்துழைக்க வேண்டும் என்பதை அறிவுறுத்த வேண்டும். பசிக்கும் நேரத்தில் - உணவு, தாகத்திற்கு- தண்ணீர், அசதியாக இருந்தால்- ஓய்வு, தேவைப்படுகிற நேரத்தில் - தூக்கம் என்பவற்றை பின்பற்றுதல் அவசியம்.

- ஓய்விற்கான இரவு நேரத்தில் குறைந்தபட்சம் இரவு 11மணி முதல் அதிகாலை 3மணிவரை தூக்கம் அவசியமானது. உடலின் பராமரிப்பு - எதிர்ப்பு சக்திப் பணிகள் நடைபெறுகிற இந்த நேரம் தூங்குவது சிகிச்சைக்கு பெரும் துணையாக இருக்கும்.

- மது, புகை, ரசாயன மருந்துகள் போன்ற உடல் நலத்திற்குக் கேடு விளைவிப்பவற்றை சிகிச்சை தொடங்கிய நிமிடத்தில் இருந்து நிறுத்திவிட வேண்டும். பராமரிப்பு சக்தியின் மையமான கல்லீரலை - மேற்கண்ட பழக்கங்கள் நேரடியாக பாதிக்கின்றன. ஒரு இடத்தை சுத்தம் செய்ய முடிவு செய்துவிட்டால், முதலில் குப்பை போடுவதை நிறுத்த வேண்டுமல்லவா?

- சிகிச்சைக் காலத்தில் தயிர், பால் போன்றவற்றைத்தவிர்த்து விடலாம். நுரையீரல் மற்றும் செரிமானக் கோளாறு களுக்கு சிகிச்சை அளிக்கும்போது, டீ, காபி போன்ற பால் சேர்ந்த உணவுகளை அறவே நிறுத்திவிடுவது சிகிச்சையை எளிமையாக்கும்.

- புள்ளியைத் தூண்டுவதற்கு கால அளவு இருக்கிறது. ஒரு தொந்தரவிற்காக ஒரு புள்ளியில் சிகிச்சை அளிக்கிறோம். பின்பு, அத்தொந்தரவு மாறத் தொடங்கிறது. ஒரு கட்டத்தில் எந்தவித மாற்றமும் இல்லாமல் -குறைந்து வந்த நிலையிலேயே நின்றுவிடும். இது, அடுத்த சிகிச்சை தரவேண்டிய நேரமாகும். இப்படியான சிகிச்சையில் முதல் தூண்டுதலுக்கும், இரண்டாம் தூண்டுதலுக்கும் இடையிலான நாட்கள் குறைந்தபட்சம் ஒரு வாரத்திலிருந்து- பல மாதங்கள் வரை இருக்கலாம். ஒரு சில தொந்தரவுகள் ஒரே ஒரு சிகிச்சையிலேயே படிப்படியாகக் குறைந்து முழுவதும் சரியாகிவிடும்.

- சிகிச்சைக்குப் பின்பு மாற்றங்கள் எதுவும் தெரியவில்லை என்றால் ஒரு வார இடைவெளியில் தொடர்ந்து சிகிச்சை தரலாம்.

- கடுமையான தொந்தரவுகளில் அதன் தன்மையைப் பொறுத்து மூன்று நாட்களுக்கு ஒரு முறை கூட சிகிச்சை அளிக்கலாம்.

- சிகிச்சைக்குப் பிறகு உடலில் ஏற்படும் மாற்றங்கள் அனைத்தும் நோயின் வெளியேற்றும் ஆகும். தொந்தரவுகள் குறைவது, அதிகமாகிப் பிறகு குறைவது, இடம் மாறுவது போன்றவைகள் நல்ல அறிகுறிகள் ஆகும். இவை குணமாவதன் அடையாளங்களாகும்.

- வலி போன்ற தொந்தரவுகளில் - அது படிப்படியாகவோ அல்லது திடீரென்றோ குறைந்துவிடும். நோயாளி வலி பற்றி கூறும்போது, வலி அப்படியே இருக்கிறது என்றே கூறுவார்கள். சிகிச்சைக்கு முன்னால் வலி தொடர்ந்து இருந்திருக்கும். இப்போது விட்டு விட்டு வரும். அதேபோல, சிகிச்சைக்கு முன்னால் ஏற்பட்ட வலி கடுமையானதாக இருந்திருக்கும். இப்போது - கடுமை குறைந்திருக்கும். இன்னும், சிகிச்சை எடுத்த முதல் சில நாட்கள் வலி இல்லாமலும், பின்பு வலி ஏற்படவும் செய்திருக்கும். இவை அனைத்தையும் நீங்கள் கேட்டால் மட்டுமே கூறுவார்கள். தொந்தரவின் தன்மை, அளவு , கால மாறுபாடுகளும் குணமாவதின் அறிகுறிகள் ஆகும்.

- ஒவ்வொரு தொந்தரவிற்குமான சிகிச்சை காலத்தையோ, குணமாகும் காலத்தையோ யாரும் அறுதியிட்டுக் கூற முடியாது, சிகிச்சை உடலில் செயல்படுவதற்கு உடல் நிலையும் -அதன் எதிர்ப்பு சக்தியின் அளவும் முக்கியமான காரணிகள் ஆகும். இக்காரணிகள் ஒவ்வொரு நபருக்கும் வேறுபடும்.

- அக்குபங்சர் சிகிச்சையின் சிறப்பம்சமே- அது இயற்கைக்கு எதிரான எந்த ஒரு செயலையும் செய்யாது என்பது தான். உடலிற்கு நன்மையை ஏற்படுத்தும் இயக்கத்தை மட்டும் தான் தொடு சிகிச்சை மேற்கொள்ளும். சரியான புள்ளியைத் தேர்வு செய்யாமல் - ஏதோ ஒரு புள்ளியைத்

தூண்டி விட்டாலும் கூட, எந்தவிதமான எதிர்விளைவும் ஏற்படாது.

- நாம் கற்றிருப்பது அக்குபங்சரின் கேட்டறிதல் என்ற முறையை மட்டும்தான். அக்குபங்சர் மருத்துவமுறை அளவிட முடியாத குணமாக்கும் கலையாகும். இன்னும், பார்த்தறிதல், தொட்டறிதல் (நாடிப் பரிசோதனை) முறைகள் நோயறியும் முறைகளாக கடைப்பிடிக்கப் படுகின்றன. எந்தவகை நோயறிதல் முறையைப் பயன்படுத்தினாலும் தூண்டலிற்கான புள்ளி - மூலகப் புள்ளிகள் மட்டும் தான். இங்கே நாம் அறிந்த மூலகப் புள்ளிகள்-15 இவற்றின் தன்மையை உடலின் வெவ்வேறு இடங்களில் பிரதிபலிக்கும் புள்ளிகளாக இன்னும் 60 புள்ளிகள் அமைந்துள்ளன.

- நாம் கற்றறிந்த அக்குபங்சரின் முதல் நிலையே எல்லா நோய்களையும் நீக்கும் தன்மையுள்ளதாகும். கற்றது குறைந்த அளவு என்றாலும் அதன் பயன்பாடு அளவிட முடியாததாகும். சொற்கள் -செயல்களாகும் போது அதன் பயனை உலகே வியக்கும்.

நாம் ஒவ்வொருவரும் விதம் விதமான தொந்தரவுகளால் அலைக்கழிக்கப்பட்டிருக்கிறோம். அவற்றிற்கான காரணங்களும் அறியாத நிலையில் நம் வாழ்வின் ஒவ்வொரு நாளும் கழிந்து கொண்டிருந்தது. இப்போது நாம் கடந்து வந்த பக்கங்கள் மூலமாக நோயற்ற வாழ்க்கைக்கான வழி கிடைத்திருக்கிறது.

இயற்கை விதி மீறாத ஒரு வாழ்க்கை முறையை நாம் பின்பற்றும் போது நோயில்லா நல்வாழ்வு நம் வசமாகும். ஏற்கனவே நம் உடலில் தொந்தரவுகள் நீங்குவதற்கு அக்குபங்சர் சிகிச்சை மேற்கொண்டால் போதும். அதுவும் சரியாகிவிடும்.

மருந்துகளே இல்லாத உடல்நலம்!

மருத்துவமே தேவையற்ற மனித குலம்!!

என்ற இயற்கையோடு இணைந்த எங்கள் மருத்துவப் பயணத்திற்கு உங்களையும் வரவேற்கிறோம்...